紅樹山莊醫案（上）

〔清〕葉 昶／撰
王 鵬 卜菲菲／提要

安徽博物院藏
新安孤本珍本醫籍叢刊
——第八輯——

王 鵬／主編

二〇二二年度國家古籍整理出版專項經費資助項目

时代出版传媒股份有限公司
安徽科学技术出版社

圖書在版編目(CIP)數據

安徽博物院藏新安孤本珍本醫籍叢刊. 第八輯 / 王鵬主編. --合肥：安徽科學技術出版社，2023. 9
ISBN 978-7-5337-8675-5

Ⅰ. ①安… Ⅱ. ①王… Ⅲ. ①中醫典籍-叢刊 Ⅳ. ①R2-5

中國版本圖書館 CIP 數據核字(2022)第 249384 號

ANHUI BOWUYUAN CANG XIN'AN GUBEN ZHENBEN YIJI CONGKAN DIBAJI
安徽博物院藏新安孤本珍本醫籍叢刊·第八輯　　王　鵬　主編

出 版 人：王筱文　　選題策劃：王　宜　　責任編輯：王　宜
責任校對：王麗君　　責任印製：梁東兵　　裝幀設計：王　艷
出版發行：時代出版傳媒股份有限公司　http://www.press-mart.com
安徽科學技術出版社　http://www.ahstp.net
(合肥市政務文化新區翡翠路 1118 號出版傳媒廣場，郵編：230071)
電話：(0551)63533330
印　　製：安徽新華印刷股份有限公司　　電話：(0551)65859178
(如發現印裝質量問題，影響閱讀，請與印刷廠商聯繫調換)

開本：787×1092　1/16　　印張：65.25　　字數：1305 千
版次：2023 年 9 月第 1 版　　2023 年 9 月第 1 次印刷

ISBN 978-7-5337-8675-5　　定價：1380.00 元(全 2 册)

《安徽博物院藏新安孤本珍本醫籍叢刊》編纂委員會

前言

中醫藥學源遠流長，在其漫長的歷史發展進程中，湧現出大批著名醫家，他們在學術上各領風騷，形成了衆多的醫學流派。不同流派的爭鳴與滲透、交流與融合，促進了中醫藥學術的不斷進步和臨床療效的不斷提高。各家中醫學術流派薪火相承，後浪推前浪，鑄就了中醫藥學發展史上一道道靚麗的風景綫。

九州方隅，風物萬千，心得各有見長，傳習日久，漸成衆多地域醫學流派。地域醫學流派是對某一特定地域醫家學術特徵的整體概括，凸顯了中醫藥學辨證論治的原則性、多樣性和靈活性。『天下明醫出新安』。安徽自古物寶文華、人傑地靈，是歷史上名醫輩出的地方，『南新安、北華佗』的原生態傳統醫學文化獨具特色和優勢，尤其是源自古徽州的新安醫學，以其鮮明的地域特色、厚重的傳統底蘊、突出的學術成就、深遠的歷史影響，在我國地域醫學流派中獨樹一幟。作為徽文化五大要素之一的新安醫學，儒醫輩出、世醫不絕，文獻宏富、名著林立，創新發明、學說紛呈，特色鮮明，影響深遠，傳承至今、經久不衰，是公認的綜合性地域醫學流派的典型代表。

中華人民共和國成立以來，學術界一直十分重視新安醫學文獻的整理與研究，以安徽學者群體為核心，聯合國內其他地區學者，針對新安醫學古籍文獻開展了一系列卓有成效的研究工作，在文獻校注整理、醫家醫籍考證、名家學術思想研究等領域，取得了眾多代表性成果，一批重要的新安醫籍文獻得以整理出版，為傳承發展新安醫學學術、弘揚優秀傳統文化做出了重要貢獻。但時至今日，仍然有大量重要新安醫籍未曾進行過系統整理和出版，不能不説是一種遺憾。為有效彌補既往古籍整理研究的不足，不斷完善新安醫學醫籍體系，進一步促進對新安醫家學術思想的深入研究，安徽中醫藥大學組建了專門的整理研究團隊，有計畫、分批次地開展了新安醫學孤本珍本醫籍文獻的整理工作。

《安徽博物院藏新安孤本珍本醫籍叢刊》共選取二十三種安徽博物院所藏且未整理的具有重要學術和實踐應用價值的新安孤本珍本醫籍，包括中醫綜合類文獻三種、溫病類文獻二種、方書類文獻四種、外傷科類文獻四種、婦科類文獻一種、兒科類文獻四種、喉科類文獻二種、醫案類文獻三種，以保留原貌的影印形式出版，旨在搶救性整理這些瀕佚的新安孤本珍本醫籍；同時，為每部著作撰寫內容提要，從作者、成書經歷、版本、基本內容與構成、引用文獻、學術特色等方面，總結並展現各醫籍的新安醫學特色及對後世中醫藥學術傳承與發展的影響。

選入《安徽博物院藏新安孤本珍本醫籍叢刊》的古籍文獻基本資訊如下：

《溫疫論補注》，二卷，清代新安醫家楊啟甲撰，是一部注解明代醫家吴又可《溫疫論》的著作。本書原稿撰成於清道光二十年（一八四〇），於清道光二十一年（一八四一）由黄宗棨刻板印刷。現存刻本，系孤本，藏於安徽博物院。《中國中醫古籍總目》失收。

《溫疫論詳辯》，一卷，清代新安醫家瑩君溥抄録，經考證，内容取自清代醫家戴天章《廣瘟疫論》。現存一種抄本，抄成年代不詳，藏於安徽博物院。《中國中醫古籍總目》失收。

《汪氏家藏奇效書》，不分卷，清代新安醫家汪渭陽撰，是一部收載治療瘡癰腫毒方書的著作。原題汪渭陽撰，因第二册文中有言『會吾兄渭陽，不可盡吐心腹』『凡遇吾兄渭陽，寧可裝呆請教，幸勿説我好書』，故推測此書作者除汪渭陽外，可能還有其弟汪渭川。現存一種民國抄本，抄成年代不詳，藏於安徽博物院。《中國中醫古籍總目》失收。

《汪氏擬方》，一卷，清代新安醫家汪文譽撰，是一部綜合類醫著。現存一種抄本，抄成年代不詳，藏於安徽博物院。經考證，該抄本實為《濟世良方》節抄本，主要節抄了原書外感和内科雜病部分内容。

《古方選注》，一卷，清代新安醫家方成垣撰，闡述了十三首汗劑與五首吐劑的遺方用藥機理，同時記録了古籍先賢對所載方劑的有關論述。現存一種清代抄本，抄成年代不詳，系孤本，藏於安徽博物院。《中國中醫古籍總目》失收。

《吴氏家傳痰火七十二方》，一卷，清代新安醫家吴起甫撰，是一部專研痰火證治的著作。現存一種民國抄本，抄於民國元年（一九一二），系孤本，藏於安徽博物院。《中國中醫古籍總目》失收。

《驗方秘録》，不分卷，清代新安醫家謝奕卿撰，是一部彙集實效驗方的著作。現存一種清代抄本，抄成年代不詳，藏於安徽博物院。《中國中醫古籍總目》失收。

《醫階》，不分卷，清末至民國方志學家、詩人、書法家、文物鑒賞家許承堯撰，是一部以摘録中醫醫論和臨證治療為主要內容、以學醫筆記為主要形式的著作。本書原稿撰成於清光緒二十七年（一九〇一），未曾出版刊行。現存稿本，系孤本，藏於安徽博物院。《中國中醫古籍總目》失收。

《臨症一得》，不分卷，清末至民國新安醫家葉仲賢撰，是一部記録其臨證心得的著作。現存一種抄本，系孤本，抄成時間不詳，藏於安徽博物院。《中國中醫古籍總目》失收。

《摘選外科雜症》《外科症治神方》，均不分卷，清代新安醫家程耀明輯，均為收録中醫外科治療方藥的著作。現各存一種抄本，抄成年代不詳，均藏於安徽博物院。《中國中醫古籍總目》失收。

《傷科》，不分卷，清代新安醫家程培撰，是一部輯録傷科疾病治療方法的著作。本書現存清光緒元年（一八七五）松茂室抄本，系孤本，藏於安徽博物院。《中國中醫古籍總目》失收。

《傷科秘方》，不分卷，清代新安醫家安文、定文輯，是一部關於記述外傷證治的著作。現存一種民國抄本，抄成時間不詳，藏於安徽博物院。《中國中醫古籍總目》失收。

《女科集要》，一卷，清代新安醫家程文囿撰，是一部主要記述婦科證治的著作。本書前半部分『望色』『聆音』『辨脈』内容可見於《醫述》第二卷『醫學溯源』，後半部分内容見於《醫述》第十三卷『女科原旨』。現存一種抄本，抄録時間不詳，後補配清嘉慶九年（一八〇四）刻本《產科心法》，藏於安徽博物院。《中國中醫古籍總目》失收。

《汪弢廬先生手集小兒方藥》，一卷，清代新安醫家汪宗沂撰，是一部專研小兒證治的醫著。本書現存清代稿本，系孤本，據考證當為汪氏手書稿本，具有較高的文獻學和版本學價值，藏於安徽博物院。《中國中醫古籍總目》失收。

《兒科藥方》，一卷，清末至民國新安醫家胡永康撰，是一部專門記述小兒證治的醫著。現存民國時期稿本，系孤本，藏於安徽博物院。《中國中醫古籍總目》失收。

《痘疹集成》，一卷，清代新安醫家程坤錫著，是一部論述痘疹病因病機及治療的醫著。現存抄本，系孤本，藏於安徽博物院。《中國中醫古籍總目》失收。

《麻證秘訣》，一卷，清末至民國新安醫家胡永康撰，是一部專門記述麻疹的醫著。現存清光緒十一年（一八八五）稿本，系孤本，藏於安徽博物院。《中國中醫古籍總目》失收。

《喉科秘笈》，一卷，清代張宗良、吴氏原著，清末至民國新安醫家汪雲祥修訂抄録，是一部喉科著作。現存一種抄本，抄成年代不詳，藏於安徽博物院。《中國中醫古籍總目》失收。此書乃《咽喉秘集》的一個抄本。《咽喉秘集》現存最早刻本為清同治元年（一八六二）潘仕成海山仙館初刻本，乃重刊《驗方新編》時附録《咽喉秘集》於內；清代張紹棠味古齋光緒九年（一八八三）刻本點校頗精，流傳甚廣。另存有清代及近代多種刊本。

《咽喉秘要全書》，一卷，清代新安醫家言立誠參訂，是一部關於咽喉科疾病辨證施治的經驗集。現存清宣統二年（一九一〇）抄本，藏於安徽博物院。本書內容經考證為清乾隆年間《咽喉經驗秘傳》（蘇州人程永培校刊）的抄本。

《杏軒醫案輯録》，不分卷，清代新安醫家程杏軒原撰，其弟子倪榜、許璞等輯録。現存一種民國抄本，抄録者、抄録年份不詳，藏於安徽博物院。《中國中醫古籍總目》失收。

《觀頤居醫案》，不分卷，清代新安醫家葉熙鐸撰，是一部記録臨床經驗的醫案著作。現存一種民國抄本，系孤本，抄録者、抄録年份不詳，藏於安徽博物院。《中國中醫古籍總目》失收。

《紅樹山莊醫案》，十二卷，清代新安醫家葉昶撰，成書於清鹹豐十一年（一八六一），是一部記録臨床經驗的醫案著作。現存清代趙詠抄本，藏於安徽博物院、中山大學圖書館。《中國中醫古籍總目》收載，但未録安徽博物院亦藏此書。

《安徽博物院藏新安孤本珍本醫籍叢刊》的整理出版工作，在安徽博物院和安徽科學技術出版社的大力支持下，成功獲批二〇二二年度國家古籍整理出版專項經費資助項目。安徽科學技術出版社長期從事中醫藥古籍的整理出版工作，並將新安醫學古籍整理研究作為重點圖書板塊加以打造，多年來出版了一系列學術水準高、業界影響大的新安醫學古籍整理和研究類圖書，積累了豐富的中醫藥古籍和新安醫學古籍整理經驗，為本次《安徽博物院藏新安孤本珍本醫籍叢刊》整理出版工作的順利實施提供了強有力的組織和技術保證，確保了本次整理專案的順利開展和按期完成。在此，謹對安徽博物院、安徽科學技術出版社及參加本項目整理出版工作的同道致以衷心的感謝。

新安醫學的當代價值正是體現在它實用的、不斷創新的、至今仍造福於民眾的知識體系中，而新安醫學古籍文獻則是這些知識體系的載體，是彌足珍貴的文化遺產。本次影印整理出版的《安徽博物院藏新安孤本珍本醫籍叢刊》，以具有重要實用價值的新安醫籍孤本珍本文獻爲整理對象，均與臨床實踐密切相關，能夠更直接地用以指導臨床實踐工作，豐富現有的臨床辨證論治體系，促進中醫醫療水準的提高。我們衷心地期望，通過本套叢刊的出版，能夠更有效地保護並展示得到廣泛認同、可供交流、原汁原味的新安醫籍珍貴文獻，同時對弘揚徽文化、發掘新安醫學學術精華、傳承發展中醫藥事業有所裨益。

王　鵬

二〇二二年八月十八日

目録

紅樹山莊醫案（上）

提要　王　鵬　卜菲菲

安徽博物院藏新安孤本珍本醫籍叢刊

第八輯

内容提要

《紅樹山莊醫案》，十二卷，清代葉昶撰，是一部記録臨床經驗的醫案著作。

一、作者與成書經歷

葉昶，字馨穀，號涪蘭，休寧人。《新安醫學史略》洪芳度考證云：『葉馨穀，名昶。清道光、鹹豐年間歙縣東鄉梓坑人。幼讀詩書，因體弱多病，乃遵父命隨程有功學醫十年，業成後，在休寧縣城行醫，擅治溫熱病和雜病，療效卓著，遂定居休寧。鹹豐時，安徽、江西地区的傷寒、霍亂流行，自出資在郡城（歙縣）及黟縣辦醫局，自製成藥，奔走於皖、贛一帶，送診施藥，救活甚眾。皖、贛、浙、閩各省慕名求治者，信之如神，求診者如市。當時有「見了葉馨穀，死了不要哭」之傳。晚年乃將三十年業醫之驗案示其子韻笙，進行整理，於清鹹豐十一年（一八六一）輯成《紅樹山莊醫案》十二卷，於平易中見神奇。』

二、版本

《紅樹山莊醫案》，現存清代趙詠抄本，藏於安徽博物院、中山大學圖書館。《中國中醫古籍總目》收載，但未録安徽博物院亦藏此書。全書共十冊，四眼綫裝，開本尺寸縱二十四點八厘米，横十三點四厘米；封面有『海陽趙詠清謹録』字樣，無版框，正文半葉八行，大字每行二十二至二十四字，小字雙行字數不定。書中有紅墨批註，文中有各種符號的圈點。

三、基本內容與構成

《紅樹山莊醫案》共收録病症二百五十餘種。第一冊載偏中、癲狂驚厥、濕痰流注、胎前產後、經帶異常等病症二十種，第二冊載氣疼蓄瘀、氣凝膈噎、腹痛腹脹、脾虚便泄、肝熱肝風等病症三十五種，第三冊載汗出、不寐、心悸、眩暈、消渴等病症三十四種，第四冊載失音、失血、咳嗽、痰飲、哮喘等病症十五種，第五冊載風溫、溫熱、濕溫、風濕、風痰類病症三十四種，第六冊載春溫、冬溫、暑濕、伏邪、暑熱類病症十七種，第七冊載氣機不舒、氣血內傷、勞傷挾感類病症三十六種，第八冊載霍亂、瀉痢、暈厥及婦產類病症十九種，第九冊載氣血虛實、痰飲為患、六淫侵傷類病症二十七種，第十冊載時邪發病類病症十九種。《紅樹山莊醫案》共收録醫案約八百則，涵蓋內科、外傷科、婦產科、兒科、五官科，涉及病種十分廣泛。所輯醫案辨證明晰，言簡意賅，記録翔實，説理透徹。部分醫案後隨附評論，加以闡釋發明，頗為精審，具有重要的學術價值和實踐應用價值。

四、引用文獻

《紅樹山莊醫案》中常引用《黄帝內經》經文，其中第一冊至第五冊及第十冊，系彙集葉氏臨證經驗而成，第六冊至第九冊系抄録《回春録》《王氏醫案繹注》《重訂廣溫熱論》等書的部分醫案內容而成。

五、學術特色

《紅樹山莊醫案》闡釋和論述方面特色鮮明，簡明扼要。所載醫案病種全面，尤其是對危急重症治驗頗豐。治法靈活多樣，常常多法並用。同時強調炮製，注重服法。其主要學術特點可概括為以下四方面。

（一）簡明扼要，甄繁就簡

《紅樹山莊醫案》中葉氏臨證經驗部分論述力求言簡意賅，其甄繁就簡的指導思想貫穿始終，遣方用藥簡明切要。如將從肝論治不寐總結為『肝陽擾亂，微有不寐，脈弦而急，仿溫膽湯出入』；將老年耳目常見病證論治總結為『花甲高年，耳聾目花，肝腎精血不足，從溫益之』；將鼻淵論治總結為『肝肺伏熱，滋清降之』等。

（二）危急重症，治驗頗豐

《紅樹山莊醫案》所載醫案辨證嚴謹，治法精當，尤其對於危急重症，葉氏臨證詳審內外虛實，治多奇驗。如治一腫腮患者，『風溫上受，頭面水腫，急赤流水』，仿普濟消毒飲加減，四帖病除；治一疸癤患者，『淫邪逗留，脾肺為患，疸癤反復，足部浮腫，潰而流水，咳痰嘔惡，胸肋作疼』，辨為脾氣不能運動，肺氣不能為四布，方選二陳湯加減，撫土勝濕，即刻收功。另《紅樹山莊醫案》中記録一則戒煙方，並詳細說明了藥物組成和服藥方法，從側面反映出當時的社會情況，亦是少見的防治鴉片成癮相關的用藥記載。

（三）治法靈活，重視用藥

葉氏臨證治法靈活多樣，常常數種並用，除內外合治之外，針刺、吹喉、漱口、擦牙、催吐等多種獨特療法也是適時應用。如『用沒石子煎水漱口』『附搽牙方』，以及多種方藥『研極細末，磁瓶裝貯，勿令洩氣，用時吹至患處』。葉氏臨證強調藥物的炮製，《紅樹山莊醫案》中對於許多藥物有明確的炮製要求，如使用米炒西黨、朱砂拌麥冬、鹽水炒荔枝核、砂仁陳皮合煮大熟地、蛤粉炒拌鹿角膠等，臨床可借鑒使用。

安徽中醫藥大學　王　鵬　卜菲菲

紅樹山莊醫案

海陽趙詠清謹錄

偏中

左偏中於右之手足麻木不仁舌強語蹇先以祛風豁痰

酒炒當歸 錢 川續斷 錢 法半夏 錢 鈎藤 錢 茯苓 錢

明天麻 錢 石菖蒲 錢 橘紅 錢 殭蠶 錢 桑寄生 錢

復診加 川貝母 伸筋草

偏中左手足軟麻痰多語澀大便未解血虧痰滯內風

兩岐

酒炒當歸一錢　茯苓一錢半　炒遠志二錢　火麻仁二錢　石菖蒲五分

鉤藤二錢　川貝母一錢半　麥冬一錢半　生白芍一錢半　柏子仁二錢

酒炒桑枝二錢

左肝與足之偏中於右

酒炒當歸二錢　巴戟天二錢　甘枸杞二錢　鹿角膠一錢半　炒黨參三錢

茯神二錢　炒遠志二錢　淡蓯蓉二錢　石菖蒲一錢　炙甘草八分

麥冬一錢半　橘絡三錢　酒炒桑枝三錢

左 養血安絡

徽炒大熟地三錢 甘枸杞錢半 巴戟天錢半 酒炒歸身錢半 川續斷三錢

懷牛膝錢半 宣木瓜三錢 伸筋草三錢 炒遠志八分 狗脊三錢

石菖蒲八分 酒炒桑枝三錢

復診加 炒台党三錢 鹿角膠錢半 活絡丹一粒

又診加 潼沙苑錢半 玉竹錢半

左 偏中由肝胃不足

大熟地三錢 酒炒當歸三錢 甘枸杞錢半 巴戟天錢半

偏中 二

炒遠志八分　米炒潞黨三　淮牛膝三　木瓜三　伸筋草三
鹿角膠二　酒炒桑枝三　活絡丹一粒

復診加
陳萸肉二　淫羊藿三

左偏中已愈八九，手已能舉，足尚艱履，仍用原法
大熟地四　狗脊三　甘枸杞三　炒潞黨三　巴戟天二
川斷續二　伸筋草二　炒歸身三　宣木瓜三　活絡丹一粒

左肝腎兩虧，風中於左，手足拘攣，言語蹇澀，法當填補
大熟地　炒當歸　巴戟天　茯神　東洋參

炙北芪　炒遠志　伸筋艸　甘枸杞　淡從蓉

鹿角膠

復診加　川續斷　川杜仲　活絡丹　雞血藤膠

桑寄生

左中風不語厥陰肝木爲病

二陳加（夏陳苓艸）　炒當歸　炒遠志　鈎藤　川續斷

右肝風挾痰ヽ厥頭暈

炒歸身　明天麻　殭蠶　橘紅　鈎藤

偏中　三

法半夏　茯苓　生草　西菖蒲

復診加　石决明　生白芍

左脉浮急大風中於本經足癢發燒溺赤從大秦艽湯主之

秦艽　川加皮　川牛膝　獨活　炒當歸

風藤　木瓜　川芎　桑枝　細生地

瓜蔞皮　橘紅

左素有痞積肝脾兩虧唯嘔清水夏令陰虛陽冒手足抽搐神識不清此屬肝風夾痰痰厥之候法宜息風豁痰

炒當歸 明天麻 石決明 生白芍 石菖蒲
法半夏 殭蠶 茯苓 橘紅 竹瀝
薑汁

右

肝風挾痰，痰厥之候
炒當歸 石決明 赤芍 橘紅 菊花
炙甘草

左

外風觸動內風，手足作抖，口渴氣閉，從疏息法
秦艽 鈎藤 陳皮 菊花 川芎
偏中 四

法半夏　明天麻　茯苓　炒當歸　桂枝

右　血虛生風絡脈不和

大熟地　稀薟草　伸筋草　骨碎補　淮牛膝

炒當歸　川杜仲　狗脊　木瓜

淮珍加　威靈仙　生苡仁　活絡丹　酒炒桑枝

女　體虛年久癒足筋攣痛痛連半身脈絡若節痛厥平閔

兼因突傷血虧肝失榮養絡脈不和所致

製香附　蒸當歸　女貞子　左牡蠣　宣木瓜

橘紅衣　懷牛膝　甘枸杞　炒小茴鹽水　小茴一味杞係夫有疝瘕

復診加　炒棗仁　炒遠志

左　頭眩目花時虞跌　注防風鼓痰之虞

二陳加　蔓荊子　川芎　天明(麻)　菊花

桑葉

復診加　勾藤　石决明　炒歸身　生白芍

去　蔓荊子　川芎

右　血虚肝陽上逆頭偏而痛口糜夫以目疾攝養四逆不

偏中　五

大熟地　西洋参　冬桑葉　茯神　潼沙苑
生白芍　左牡蠣　懷牛膝　麥冬

丸方

大熟地（料豆製）　懷山藥（人乳拌）　茯神（人乳拌）　丹皮（酒炒）　西洋参（去蘆烘研）
左牡蠣（鹽水煮）　麥冬（米炒）　炒棗仁（鹽水）　羚羊角　潼沙苑（鹽炒）
懷牛膝（鹽水炒）　勾藤（後入）

右[illegible]各風燥

炒川柏　黑料豆　生苡仁　桑葉　丹皮

生甘草　茯苓　炒歸身

復診加　生白芍

去肝陽化風頭痛嘔吐

明天麻　石決明　菊花炭　橘紅　法半夏

勾藤　茯苓　生白芍　生甘草

去養肝息風

六味丸　萸肉　澤瀉　加

懷牛　六

炒歸身　生白芍　麥冬　甘枸杞　左牡蠣
法半夏　陳阿膠　蜜丸

左　脾虛肝風內動最虞中風
炒歸身　生白芍　勾藤　殭蠶　天麻
菊花　續斷　茯苓　麥冬　左牡蠣

左　偏中于右大便下血頭昏脉虛亦不足也
歸脾加丹參　炒蒲黃

左　脉弦滑大寸少神右關沉細而滑大都肝胃精血大虧肝

木由風震動，腎以濕痰聚經，故右半之麻木清冷，口目歪斜，舌本強，語言微覺謇塞。經云：左屬血，右屬氣，左右者陰陽之道路也。按肝主筋而藏血，腎主骨而藏精，精血虧者，斯痱之所由出也。議從溫補肝腎之元陽，兼之以生精，精血一元，庶不致偏廢之患。

大熟地　炙西黨　蒸於朮　清半夏　甘枸杞

制附片　巴戟天　陳萸肉　淡蓯蓉　遠志肉

茯苓　鹿角膠

偏中

七

醋暑姜熟附片　加　麦冬　千霍斛

早服丸方

大熟地　茯神　制附片　陈萸肉　石菖蒲

淡苁蓉　巴戟天　远志肉　五味子　麦冬

鹿茸　千霍斛熬水泛丸

云苓加　上安桂　紫河车

晚服丸方

大熟地　炙北芪　高丽参　土蒸於术　土蒸归身

炒棗仁　陳皮　炙龜板　炙甘草　清半夏

茯苓　鹿角膠

前湯方冬春服

大熟地　陳萸肉　野白术　茯神　巴戟天

甘枸杞　炙遠志　菟絲子　仙靈脾　製附子

炒當歸　人參鬚　鹿角膠　龜板膠　壽宝生

小紅棗　桂圓肉　鹿筋

左脉　閲來病情並所服諸方，細細推求，早歲煩勞過度，耗傷肝

偏中一　八

腎二陰之經陽升而降液乏以稟肝之木內風震動突然頭
目眩暈口角流涎語言謇澀肢體難於運動究屬偏中
之機刻雖稍愈惟肝腎精血未復按肝藏血主周身之
筋腎主骨而藏精經謂足得血而能步掌得血而能握精血
大虧滋以補之精血之元陽佐以活絡而治

大熟地　茯神　陳萸肉　甘枸杞　巴戟天
龜板膠　鹿角膠　兔絲子　千霍斛　潼沙苑
川牛膝　豨薟草

復診加　人參鬚　桑寄生

又診加　炒當歸

丸方

大熟地　茯神　懷山藥　炙黨　陳萸肉

兔絲子　巴戟天　淡蓯蓉　甘枸杞　鹿茸

龜板膠　煉蜜爲丸

按陰陽兩虧之候，而風震動作不靜之屬，宗旨形不足者溫之以氣，精不足者補之以味，前藥大劑甘溫培養，而真元精復

偏中

九

諸候稍轉脈息已有轉機顏氣亦雖略充實四末尚未流暢宣
通滑補之中尤宜舒筋為要
類中之症由內傷者十居八九前議陰陽兩固之劑庶進真
元稍復諸恙已愈踐至足能履地惟左手不能舉動舒展仍
屬血脈不運真元未充所致

年近六旬血得類中左體偏枯不運方書云左屬血右屬氣
左又云氣為血帥氣行則血行甚由操持煩勞精血暗耗營
衛不能灌溉經脈失其營養遂成偏廢近來肛門腫痛亦

由濕熱乘虛下注所致夫類中風者非外來風也治法何宜
陰陽兩固為要
按類中之本屬氣血兩虧左偏枯乃營衛失其濡養
丹溪謂之左右分屬氣血亦概言之耳總之藏腑為氣血之根本
左右為陰陽之道路治法當以大劑甘溫培養真元
左 脉虛合象肝木横亘由來已久年素煩勞抑鬱心脾營
陰皆虧肝屬木主動主升宜柔宜潤剛則不利於脾治脾有
礙於陰權以扶土抑木少佐鎮逆養陰

偏中 十

野料豆　南沙參　生白芍　干霍斛　南燭子

茯神　左牡蠣　昆布　生冬瓜子

左　脉浮急大，風中於右之經，作痛，發燒溺赤，從大秦艽湯出入

秦艽　獨活　川芎　炒當歸　川加皮

川牛膝　風藤　宣木瓜　細生地　桑枝

復診加　瓜蔞仁　橘紅

左　昨筋骨拘急，四肢抽動，聲低語塞，面赤出汗，脉細而弦，肝

陽化風絡脈不和法育陰潛陽以圖緩功

大熟地　炙知母　炒川柏　懷牛膝　蒸當歸

生白芍　龜板　淡蓯蓉　左牡蠣　桑寄生

阿膠

偏中　十二

風溼入絡

左 風濕入絡

炒當歸 川續斷 桂枝 川芎 陳皮

茯苓 生草 海風藤 制蒼朮

復診加 伸筋草 宣木瓜 生苡仁 炒香附

左 風濕入絡

炒當歸 桂枝 秦艽 獨活 伸筋草

吳朮 川加皮 續斷 鹽炒嫩桑枝

風濕入絡 十二

右 風邪入絡，脉不和，足腫筋疼，宜養血祛風法

炒當歸 桂枝 川芎 獨活 風藤

米仁 川牛膝 豨薟草 陳皮 桑枝

左 歲 風邪入絡，頸頭偏左

獨活 炒當歸 伸筋草 法半夏 陳皮

川芎 秦艽 茯苓

酒炒嫩桑枝

濕痰入絡

左　脉緩滑，外邊內鬱，經痰踞絡，脉不和，足兩踝腫疼，早晨汗多，從利濕痰袪，佐以活絡。

法半夏　橘紅　茯苓　生苡仁　宣木瓜

川續斷　玉蘇子　炙山甲　礞石滚痰丸

右　活絡蘇痰

二陳加　炒歸身　甘枸杞　炒桑枝　宣木瓜

桂枝　川牛膝

濕痰入絡　廿三

復診加　鹿角膠　生姜

右　絡脈失榮脾胃不和

炒歸身　茯神　巴戟天　川續斷　陳萸肉

茯苓　伸筋艸　菟絲　廣皮

復診加　東洋參　炙草

右　絡脈不和手麻肩痛肺受燥邪致嗽胸悶從金治之

炒當歸　法半夏　玉蘇子　伸筋艸　橘紅

桑葉　茯苓　杏仁　續斷　川加皮

金狗脊　桑枝

左腿瘀傷潰而復腫延久不已

六君加　炒當歸　白芥子　炒苡仁　川牛膝

左風腿流痰入於膜外足腫潰膿兩足之枯細瘦瘠脉乏神

力防虛脫之虞

製首烏　炙遠志　炒當歸　陳萸肉　宣木瓜

茯苓　懷牛膝　巴戟天　炙草　甘枸杞

退痰入絡　由

絡脉不和

右 偏寒痛引絡脉不和

炒當歸 桂枝 續斷 木瓜 川加皮

桑枝 生苡仁 茯苓

右 脉細而左肝胃不足 絡脉失其榮養 經謂甘溫益氣以養之

大熟地 炒當歸 東洋參 炙北芪 甘枸杞

炙草 陳萸肉 茯神 懷牛膝

右 營虧生風絡脉不和

絡脉不和 壽

大熟地　補蒼朮　伸筋草　骨碎補　炒當歸
懷牛膝　金狗脊　川杜仲　宣木瓜
酒炒桑枝
右
養血活絡以治手痺

大熟地　炒當歸　甘枸杞　補蒼朮　懷牛膝
續斷　巴戟天　製附子　伸筋草　鹿角膠
虎骨膠
右
養血活絡

大熟地　茯苓　懷牛膝　炒當歸　川續斷
川杜仲　甘枸杞　木瓜　伸筋草
酒炒桑枝

右環跳穴痛，氣滯於絡所致
炒當歸　炒白芍　廣木香　川杜仲　川續斷
桂枝　茯苓　懷牛膝　鹿角霜
生鹿角二錢磨水沖藥

右筋痺已愈，氣血未復
脈絡不和

十六

大熟地　茯神　木瓜　巴戟天　炙[illegible]
炙北芪　懷牛膝　龜板膠　鹿角膠　炒當歸
甘枸杞
左
舒筋活絡
炒當歸　木瓜　海風藤　赤芍　懷牛膝
威靈仙　川加皮　生苡仁
復診加　製首烏　川杜仲　活絡丹
右列宜重屢絡脈石和左手作療

熟地　川芎　炒歸身　金狗脊　伸筋草

續斷　豨薟草　枸杞　茯苓

右

此血虛肝鬱氣滯右腿環跳穴漫腫疼及大腿小腹均疼

擬議從養血活絡法

炒當歸　炒白术　炙杜仲　柏子仁　川貝母

甘枸杞　茯神　懷牛膝　阿膠

右

經脈不和氣機阻塞胸背脹疼手足跟指牽動從活

擬調氣法主治

經脈不和

十五

炒當歸　炒香附　廣木香　宣木瓜　海風藤

川加皮　陳麥皮　茯苓　金狗脊　桂枝

活絡丹

右脈絃而數，血燥絡脈不和，筋骨腫疼，疼之久，焮紫燒舌黃口

治議以和血清燥，不宜搜風利溼

細生地　炒當歸　白薇　炙草　伸筋草

宣木瓜　丹參　續斷

復診加　川萆薢　玉竹　沙苑子　黑芝麻

左　肺朝百脈主周身之氣悉由風温襲肺之絡痰足部掣痛跟胯舉動治宜清金清絡定痛

大生地　川百合　北杏仁　宣木瓜
茯苓　伸筋草　懷牛膝　豨薟草　南沙參
桑枝

左　血不榮絡之脈不和

大熟地　金狗脊　豨薟草　沙當歸　甘枸杞
川續斷　宣木瓜　陳萸肉　懷牛膝

絡脈不和　十八

右臂络脉不和

制首乌　茯苓　金狗脊　炒当归　伸筋草

川加皮　甘枸杞　稀莶草　川续断

左脉络不能濡养偏络、脉不和足胫枯细筋脉挛痿左足

踝紫(腫)湿痿宜柔络法

大熟地　淮山药　茯苓　丹皮　炒当归

炒川柏　宣木瓜　伸筋草　怀牛膝

陈阿胶

左　外感便溏，右腸滑脛掣痛，連及腿，經絡氣滯所致

炒當歸　赤芍　秦皮　炒蒼朮　炒香附

生草　廣木香　茯苓　乳香　没藥

左　恙濕困熱滯燒，左足掣痛，良由經脈不和所致，從和營法

炒當歸　茯神　黑料豆　川續斷　宣木瓜

川牛膝　伸筋草　五加皮　炙草

須診加　地骨皮　丹皮

左　血虛經脈不和

經脈不和

廿九

大熟地　炒當歸　巴戟天　甘枸杞　川續斷

川芎　炙甘草　茯苓　伸筋草　懷牛膝

阿膠

右　血虛絡脈不和風膝筋痛仿仲景先治血法

大熟地　炒當歸　茯苓　宣木瓜　懷牛膝

續斷　菟絲子　伸筋草　丹皮　麥冬

右　肝脾血虛絡脈不和身痛腰腿椎　勤從和血調氣法

炒當歸　炒白芍　茯苓　續斷　川萆薢

黑料豆　白蒺藜　炒香附　茺蔚子　丹参

脉络不和痒　二十

右　風寒濕三氣襍至合而爲痹

炒當歸　桂枝　瓜蔞仁　茯苓　防己

火麻仁　川牛膝　伸筋草　宣木瓜　炒蒼朮

活絡丹

風寒失表

右　風寒失表，凝阻經絡，脈右膝漫腫，腫潰，潰口延久不收，脈緩而細

治甘溫培補法

大熟地　右牡蠣　芡實　炒當歸　巴戟天

金櫻子　甘枸杞　兔絲子　苓茯

風寒失表

廿七

癲狂驚厥

左擾迷神呆，足之部筋強青伸，由心脾不調，肝失榮養，與痰火狂亂不同，經心脾兩補，佐以柔肝。

炒當歸　麥冬（辰砂拌）　炒遠志　懷牛膝　茯神
炙甘草　蒸於術　左牡蠣（先水煨）

癲狂驚厥

廿

痿

左脉細而弦，始由肝胃兩虧，絡脉不和，四肢痠痛，延久枯細，近加寒熱往來，煩躁不寐，乃陰陽之氣不和，理宜滋補營絡圖，穀食斷少，務宜和營法為治

製首烏　麥冬　茯神　蒸當歸　生白芍

玉竹　淮山藥　炙甘草　千石斛

復診加　潼沙苑　懷牛膝

痿　竺

龜胸鷄背

孩八歲 據述胸骨高隆 環跳穴腫 足部軟弱 究屬先天不足 筋難運動

大熟地　炒當歸　橘紅衣　白芥子　茯苓

甘枸杞　巴戟天　懷牛膝　鹿角膠

孩 龜胸鷄背已成 先天不足 谷食少納 脾胃兩虧

異功加　懷山藥　生谷芽　炒當歸　小紅棗

龜胸鷄背

廿四

左 背骨高聳兩膝湯腫難於步履宜背膝風大應從甘

溫活絡以圖緩功

製狗脊三錢 川杜仲二錢 炒白朮三錢 甘枸杞二錢 炒苡仁三錢

巴戟天二錢 炙甘草五分 懷牛膝二錢 宣木瓜二錢 炒當歸二錢

復診加 陳萸肉七 淮年藿二錢 蚯蚓三條

此方服二十帖小愈已能步履腫亦漸消今丸方服

左 先天不足背骨高聳絡脈不和從甘溫主之

大熟地 陳萸肉 續斷 炙蓯蓉 巴戟天

甘枸杞　川杜仲　炒當歸　鹿角膠　龜板膠

左脈細而濇，老夫腿筋牽掣，疼脊骨高，經年肝胃兩虧，以督脈為病，非風濕也。

大熟地　炒當歸　巴戟天　懷牛膝　茯神

甘枸杞　宣木瓜　淫羊藿　陳萸肉　法半夏

鹿角膠

復診養血活絡加　豨薟草　川續斷　橘絡

生黃芪

龜胸鷄背　芝

童　病延久

孩　稚齡燒經二月入夜燒甚夜眠不寧閱前服育陰清熱諸法不效擬甘溫退燒熱法

炒當歸　甘枸杞　茯神　炙艸　炒遠志
柏子仁　炒白朮　炒白芍　懷山藥

孩久燒不退汗出神倦形瘦真元受虧脈小而急防汗脫之變從甘溫大補以冀挽回

大熟地　製附子　東洋參　炙甘艸　茯神

童　病延久　廿八

甘枸杞　懷牛膝　大杜仲　懷山藥　炙黃芪

陳米　紅棗　浮麥

麻後

左 麻除餘邪未清，周身發癢，瘡出黃水

料豆衣　連翹　茯苓　丹皮　赤芍

牛蒡　生苡仁　生草　紫地丁

復診加　細生地　炒當歸

麻後　廿九

湿痰流注

右腰痰入絡環跳穴痠痛脹痛

法半夏　橘紅衣　白芥子　廣木香　伸筋

炒蒼朮　炒厚朴　淡吳萸　茯苓

活絡丹

左腰痰入絡漸而腰腫湯藥不已

六味加　炒苡仁　白芥子　川芎　炒當

湿痰流注　又　艾

灸里施躍

右病久脾胃受傷，氣疲餒，疲氣機不利，右腳下灸三里穴

施躍證調補法

異功加　炒當歸　炒白芍　右牛膝　炒冬瓜子

灸里施躍　同

產後

右 產後血虛感風帶寒熱腹痛舌白經踈道之

蘇梗 炒川朴 廣皮 法半夏 砂仁

炒只殼 烏藥 炒香附 淡吴萸

復診加 桂枝 赤芍 生草

去 蘇梗 只殼

右 產後氣滯食物難運肝脾氣血不足

四君加 炒當歸 益智仁 炒白芍 炒[illegible]

產後 兄

白蔻仁　生谷芽

右　產後失調，肝脾血虧，氣滯生瘕，從調經主治。

紫石英（煅淬）　炒當歸　川芎　陳皮　法半夏

茯苓　丹參　砂仁　炒白芍

右　產後氣滯血滯，腹脹有形，從溫化主之。

炒當歸　炒小茴　廣木香　淡吳萸　砂仁

炒香附　胡盧巴　茯苓　丹參　元胡索

右　產後氣滯血滯，腹脹作痛，按之有形，從和氣法。

炒當歸　丹參　陳皮　元胡索　川杜仲

炒香附　炙草　茯苓　廣木香

右產後失調寒熱不復胃脹氣逆從補土和中主之

米炒潞黨參　茯苓　法半夏　炒當歸　炒白芍

炒白朮　炒谷芽　炒冬瓜子

右產後血虛肝脾之氣不調從和血法

炒當歸　生白芍　炒白朮　陳皮　法半夏

炒香附　砂仁　茯苓　川芎

產後

三十

右新產後瘀流於肉肛門之左，陽脹已穿，脈不應而細澀，氣血兩虧，勿作毒治

大熟地　炙北芪　炙草　炙遠志　懷山藥

川芎　炒當歸　炙西黨　陳皮　丹參

茯苓

右產後失調，衝任血虧

大熟地　炒當歸　川芎　炒白芍　茯神

潼沙苑　茺蔚子　丹參　淡吳萸　紫石英

艾芊

右　產後風寒入肺氣閉咳嗽兼以間日之瘧發擬開提治瘧

吳茱萸　苦杏仁　桑葉　桔梗　橘紅

玉蘇子　生草　牛蒡　蟬退

右　氣鬱血滯起於半產脈弦而濇從和血法

炒當歸　生白芍　川芎　丹參　陳皮

益母草　砂仁　炒香附　淡吳萸　茯苓

右　產後兩肋脹肉瞤疼痛氣上沖週身麻木陰虛肝失

產後　卅一

遍養內風震動。經云：諸風掉眩，皆屬於肝，肝主筋，風木相火內寄，擬以甘緩之，介以潛之。

細生地　潼沙苑　野料豆　生白芍　青蒿

炙草　左牡蠣　干霍斛　宣木瓜　懷牛膝

右脈虛而細，腫前子腫子，頻產後依然不愈，若食少納脾，肺母虛，擇土止類法。

異功加　炒當歸　炒苡仁　北杏仁　上款冬

宣木瓜　姜皮　生冬瓜子

產後

右 據述病情產後未足滿月喘嗽夜甚遍身粟瘰作癢食少神倦日間寒燒汗多究屬血分夫感表邪寒燒已止正氣不足仿補正兼清法

生西黨 黑料豆 青枝 橘紅衣 茯苓
桑葉 苦杏仁 瓜蔞霜 炒當歸 牛蒡
炙草

右 產後逾月少少腹攻衝作痛、並有汗四肢痠麻血虛

產後 卅二

肝氣所致

四君加　製香附　製附子　淡乾薑　紫石英

炙草　淡吳萸　茯苓　上安桂

右產後失血欬嗽年後寒熱脉細而虛經和營衛法

製首烏　炙西黨　茯神　炙草　炒當歸

麥冬　炒白芍　懷山藥　丹皮　左牡蠣

柏子仁　紅棗

右產後欬嗽失紅、止背燒汗熱退延久耳鳴心跳血

虛所致

六味加減　萸肉　澤瀉

加　北條參　麥冬　川貝母　地骨皮

炙艸

按產後未滿百日月事已經三至矣衝爲血海血虛即諸脈皆虛故週身作痛腰疼之後經歸已止此乃衝脈虛之疼而積瘀也其寒熱互作者乃陽維之病而瘧疾也當從衝脈主治

產後　廿二

酒當歸　白芍　紫石英　小茴　香附

茯苓　丹參　炙草

四劑附益母八珍　去丹參　加杜仲

胎前

右　胎氣下墜

炙文党　茯神　炙草　陳皮　炒當歸

炒白芍　炒芩　川杜仲　艾葉

胎前

卅四

半產

右　半產後瘀血未盡，惡露夾以風邪

炒當歸　川芎　陳皮　茯苓　元胡索

丹參　五靈脂　製香附　紅木（花）　炒荊芥

蘇木　紅沙糖　童便

右　半產後血虧，肝失血榮，心陰不足，須養血寧心法

大熟地　潼沙苑　炒棗仁　麥冬　左牡蠣

炙草　茯神　龍齒　炒當歸　元眼肉

半產　卅五

右氣凝血滯起於半產之後脉弦而濇從和血法

炒當歸　川芎　丹參　陳皮　益母草

砂仁　炒白芍　炒香附　淡吳萸　茯苓

乳巖

右至肝鬱之體，左乳旁結核，流水年逾花甲，乳岩大候，宜早調治，務須寬懷慎怒，以奏藥餌之功。

炙西黨　小青皮　炒香附　炒當歸　生白芍
川貝母　炙草　川鬱金　左牡蠣　干霍斛
鮮橘葉

右乳房結核，由肝氣鬱滯所致，暫以逍遙散加味，以冀其內消，恆服養血舒鬱丸藥，免其腫潰致成乳岩大候。

乳巖　廿六

大熟地　炒祁朮　炙柴胡　茯苓　川芎

炒當歸　炒香附　廣皮　廣皮　生薑

炙草

崩漏

右 據述病情崩漏延久，腹痛有形，谷食少納，衝脈空乏，肝脾兩虧，擬培補法以治奇經

炒熟地（[illegible]）　川芎　炒白芍　陳皮　當歸身（酒炒）

丹參　茯神　海螵蛸　鱉甲（炙）附　廣木香

右 前方所議肝脾兩虧，衝任空乏，崩漏之後，腹痛有形，大便未解，宜調補兼施，以治瘀氣滯痛異宜

炒熟地（炒炭）　當歸身（酒炒）　製香附　柏子仁　炙柴胡

崩漏 廿九

炒白芍　鹿角霜　川芎　鹿茸　茯神

女半產後崩漏不止，血虛周身痠疼

炙北芪　炒當歸　炒蒲黃　炙艸　柏子仁

茯神　炙文黨　炒續斷　川桂枝

之服同

帶

右 脾胃虚虧衝脉不調經事愆期帶下白濁

炒當歸 懷山藥 茯神 蒸冬术 川芎

左牡蠣 丹參 海螵蛸 艾葉

右 閔病情年逾五旬經絕多年帶下頻多肝血虛之

失于榮養帶脉爲患延及衝脉衝爲血海血女子以肝爲先天

主藏血主疏泄胃主開闔藏開竅於二陰故前陰作痛連

肛門甚則見紅從柔肝固攝法

帶

卅门

四物去　川芎　加　左牡蠣
龍骨　麥冬　海螵蛸
阿膠　湘蓮肉

調經

右 寒熱交作天癸適至

炙柴胡 炒當歸 丹參 赤芍 川芎

生草 茯苓 丹皮 川玉金 炒香附

右 養血調經

炒歸身 炒白芍 炒香附 茯苓 法半夏

陳皮 益母草 川芎 艾葉

右 恙心脾兩虛經事淋漓半載未止手顫麻木乏力

調經 廿九

皆屬氣血兩虧統攝失權

炙黨　茯神　丹參　炒當歸　炒棗仁

炒白术　炙草　川杜仲　懷山藥

復診加　川芎

右擬歸脾情達之後再地道未通衝脈痹也經通經絡

炒歸身　丹參　紅花　廣皮　五靈脂

川芎　生草　紫石英

右疾之氣不利經事愆期

二陳加　炒當歸　川芎　製香附　砂仁
丹皮
復診加　元胡索　紫石英　廣木香

右據述病情經事淋漓腰背痠痛兩顴黃赤頭暈肢
軟實屬肝脾統攝失權衝脈亦病從黑歸脾加味
大熟地　炒當歸　茯神　炙遠志　炒棗仁
川杜仲　廣木香　東洋參　丹參　炙草
炙北芪　阿膠　龍眼肉
調經　丸

右養肝經

大熟地　川杜仲　巴戟天　蒸于术　小茴炒當歸

甘枸杞　炙草　茯神　炒白芍　炙文党

川芎　鹿角霜

右寒熱已止，正氣不足，經事愆期，從調補之

製首烏　炙文党　炒當歸　陳皮　茯神

丹參　菟絲子　川芎　生谷芽

煨姜　紅棗

血虛

右心脾血虛身頭作痛麻

炒西黨　茯神　炒當歸　炙北芪　炙遠志

麥冬　炙草　炒棗仁　夜合花　法半夏

右調理肝脾

炒當歸　川芎　丹參　炒白芍　益母艸

炙上黨　茯神　炒香附　陳皮　（炒）冬瓜子

右肝脾血虧衝帶為患

血虛

大熟地　懷山藥　茯神　芡實　炙北芪

炙西黨　炒冬术　麥冬　左牡蠣　炒蒲黃

桑螵蛸　湘蓮肉

復診加　丹參

又　血虧氣弱脾氣不攝

大熟地　懷山藥　茯神　芡實　炙西黨

蒸於术　左牡蠣　麥冬　菟絲子　炒白芍

五味子　龍骨

右脈弦而濇弦為肝病濇屬血虛心脾不調氣不運行以

致諸恙由此而來議調補

炒當歸　東洋參　左牡蠣　茯神　益智仁

炙草　炒棗仁　炒白芍　元眼肉

右心脾血虛衝任不調

製首烏　東洋參　炒當歸　茯神　生白芍

炙草　柏子仁　左牡蠣　炒香附

右心脾血虛中氣不足宜補以益之

血虛　同上

炙黨參　茯神　炒棗仁　炙草

川杜仲　龍齒　炒當歸　柏子仁　元眼肉

又脉細而清腎右脉緩不能榮養以致腰足疲軟治宜養

腎之府

大熟地　懷牛膝　川杜仲　炒當歸　茯神

甘枸杞　益智仁　鹿角膠

又摘錄病情失紅之後欬嗽亦止何久不寐口乾經事不

調由心腎虧所致

大熟地　麥冬　干霍斛　炒歸身　炒棗仁
玉竹　茯神　丹參　柏子仁　炙竹
右心脾不調痰火為患
大熟地　生白芍　黑山梔　元參　柏子仁
石決明　丹參　炒香附　麥冬　炒當歸
丹皮
復診加　龍齒　炒棗仁　夜合花
白芍　[illegible]

紅樹山莊醫案卷

目錄

脾陽不足
濕之氣（陽）化之氣
胃陰
肝陽
肝風
息風潛陽

肝木侮土
胃火
培補肝腎
肝陽内動
肝風挾痰
頭疼

溫中補土
脾虛失調
肝脾兩虧
肝熱
神識不清

紅樹山莊醫案

氣痞

左脉弦而急，肝胃之氣升逆而不降，延久防膈。

瓜蔞皮　炒白芍　茯苓　炒香附　金佛草

代赭石　冬瓜子　川鬱金　炒當歸

左　肝脾血虛氣痞

炒當歸　炒白芍　茯苓　川鬱金　冬瓜子

一

氣痞

杏仁　陳皮　炒香附　左牡蠣

右　肝胃氣逆胸膈窒阻噯氣稍舒從宣降法

瓜蔞皮　茯苓　小青皮　炒香附　川鬱金

金佛草　炒白芍　炒通草　炒冬瓜子

右　肝脾不調氣痞痛甚噎吐稍舒從和中調氣法

二陳加　炒當歸　炒白芍　冬瓜子　淡吳萸

炒通草　製香附　生谷芽

右　舒肝和胃

法半夏　陳皮　炒當歸　生白芍　茯苓

炙蘇子　淡吳萸　益智仁　官桂　炒香附

左

肝胃氣痛作嘔夾血痛久傷絡所致

炒當歸　生白芍　丹參　澤蘭葉　金鈴子

川玉金　茯苓　炒香附　瓜蔞皮

左

肝胃不和氣火衝激嘔吐痰水

炒當歸　生白芍　茯苓　法半夏　陳皮

川玉金　黑山栀　金沸草　生谷芽

氣痛

右脈細而濡衝任不調之氣機不利之病延出且復而已斷見經事不動腹皮漸大納少艱運肝脾之氣阻滯所致從和血調氣主之

炒當歸　川芎　炒香附　陳皮　丹參

元胡索　茯苓　炒苡仁　煨木香　炒車前子

須診加　淡吴萸

右　血虛之氣逆

炒當歸　生白芍　川玉金　炒香附　白叩仁

香附子　茯苓　廣皮　生谷芽

右脈細而弦，氣虛肝氣横逆，胸脅疼痛連及兩脇，延久痛甚，難以轉舒。

肝宜疏泄，痛止再商補劑。

炒當歸　生白芍　金鈴子　炒香附　茯神

炙草　左牡蠣　川玉金　小青皮

左春來胃脘氣痛，復萌入夜尤甚，脈細而緩，從通絡宜疏泄。

當歸鬚　茜根　元胡索　茯苓　赤芍

炒香附　澤蘭　丹參　青葱　新絳

氣痛　三

右　素有痞積素以肝氣横逆痞之有聲從抑木調之法

炒當歸　生白芍　炒香附　廣青皮　金鈴子

小青皮　烏梅　元胡索　川連炒吳萸

右　胸悶腹脹納少停中肝胃之氣不和從抑木和中法

炒當歸　生白芍　法半夏　廣皮　淡吳萸

白叩仁　烏梅　冬瓜子　炒谷芽

右　肝胃不和之氣痞嘔吐

炒當歸　陳皮　炒香附　廣木香　砂仁

淡吳萸　炒通草　炒穀芽　茯苓

右　血虚肝氣橫逆，左脚有塊，大便乾燥，溲尿不流

六味加　炒當歸　生白芍　左牡蠣　柏子仁

懷牛膝

右　之中焦氣逆，納食攻衝，神倦乏力，高年防胃變敗之變

吳黨參　茯苓　法半夏　母丁香　淡吳萸

益智仁　炒穀芽

氣疼　四

溫中調氣

右胃絡不和，氣滯於中，胸脘作疼，納穀即吐，脈細而虛，治宜溫中調氣

法半夏　陳皮　薏苡仁　淡吳萸　破故紙

茯苓　母丁香　製香附　炒菟絲子　炙甘草

右溫中調氣

法半夏　陳皮　茯苓　白芍　炒香附

廣木香　淡吳萸　炙草　砂仁

溫中調氣　又

氣痛蓄瘀

右 肝胃氣痛痛久積瘀脾不運從補土祛瘀佐以活絡

當歸鬚 茯苓 生麥芽 澤蘭葉 宣木瓜

丹參 淡吳萸 炒冬瓜子

青蔥 新絳

左 肝胃氣痰延久不復初痛在經痰久入絡絡傷積痰胸脇作痰曾經嘔黑治宜通絡

當歸鬚 澤蘭葉 元胡索 丹參 茯苓

氣痰蓄瘀 六

川玉金　金鈴子　茜草　炒黑

青葱　新絳

吐瀉便緊

左　脉伏而弦　肝脾内傷气滯血滯　吐瀉便黑　大腸有瘀　從祛

瘀生新法

全當歸　茯苓　丹參　茜草　澤蘭

小青皮　炒苡仁　炒白芍　丹皮　炒通草

炒冬瓜子

左　吐瀉咳嗽腹脹脾腸兩虛

全當歸　澤蘭　丹參　川貝母　生苡仁

吐瀉便緊　七

甘草　茯苓　生冬瓜子

右　体虛肺熱咳嗽

黑料豆　茯苓　麥冬　丹參　甘草

川貝母　南沙參　玉竹　炙草

右　背俞作脹延久不住咳嗽便紫向或發熱脉細而弦肝脾之氣

宜疏降而拔非肺息

全當歸　茯苓　炒香附　元胡索　丹參

炙草　澤蘭葉　料豆衣　炒貝母　甘竹

吴西堂　新絳

左背俞作脹，膈內瘀熱為經吐瘀，肝脾氣血凝滯。

合歡皮　茯苓　丹參　白叩仁　炒當歸

炒白芍　炒香附　陳皮

左肝氣血素和，瘀在經久，瘀入絡，偏黃瘀屢前吐出紫血，左脇稍舒，噯氣上逆，痰向右臟，脈左弦右急，從偎潤白厚法參入養陰潤燥之品。

細生地　西洋參　丹參　左牡蠣　茯神　八

吐瘀便紫

澤蘭葉　川貝母　干霍斛　當歸鬚　田三七

藕節　新絳

右 胸背脹痛、兼失血肝胃兩患

川楝子　瓜蔞皮　丹參　製香附　小青皮

川鬱金　茯苓　澤蘭葉　生白芍

須診加　炒當歸　黑料豆

右 勞傷肝脾脘痛腹大納少作脹脉細而弦宜豎大候

全當歸　丹參　茜草　澤蘭葉　元胡索

陳皮　茯苓　淡吴萸

左脾胃阳傷腹痛喉紧便血腸鳴脉细更亂痹而歧注意之氣

祛痹以杜痹脱之虞

吴萸　炒當歸　炒白芍　丹参　澤蘭

茜草　茯苓　炙草　新绛

左脉左细弦当阙虑急氣痹延久久则入络络傷营痹互结

喉吐氣黑马腹新以脾胃受戕痹结未清治宜祛痹定痛

痹止再商培補

吐痹便紧

九

全當歸　澤蘭　丹參　茜草　冬瓜子

茯苓　炒香附　海螵蛸　九香蟲

青葱　新絳

舒肝鎮逆

左脈細而弦，肝氣攻衝兩脇而向心，甚則痛臍腹鳴瀉，宜舒肝鎮逆法。

炒當歸　生白芍　左牡蠣　茯苓　代赭石

金沸草　炒香附　炒萊菔子　沉香汁

右脈左弦急，肝木犯胃，胸腹脹痛，嘔吐便閉，宜和中鎮逆法。

法半夏　陳皮　代赭石　金沸草　炒建曲

炒香附　金鈴子　炒白芍　白叩仁

舒肝鎮逆　十

右肝木尅制脾胃，胃失升降，脾失健運，納少作嘔，味酸，胃腹
脹痛，議以抑木温中主之。

炒當歸　炒白芍　法半夏　陳皮　冬瓜子
益智仁　茯苓　母丁香　淡吳萸　烏元皮

右脾陽薄弱，胃失升降，納少不運，嘔吐清水，擬溫中降逆法。

前方加
益智仁　代赭石　金佛手　炒冬瓜子

右肝脾陰虛，氣不運化，發撓，腹塊作脹，擬養營調氣法。

炒當歸　生白芍　丹參　茯苓　黑料豆

廣皮　炒香附　白薇　益母草　吳茱

復診加　丹皮　冬瓜子

左肝鬱之氣逆脾胃不和升降失司治宜鎮逆和中法

炒當歸　生白芍　瓜蔞仁皮　冬瓜子　茯苓

陳皮　代赭石　金鈴子　川玉金　炒山枝

左肝脾內傷之氣大凝結當臍腹疼紅腫按之則甚夜多不能寐

胃之郁何宣通之氣機

瓜蔞皮　川楝子　茯苓　丹參　冬瓜子

舒肝鎮逆　丸

炒當歸　炒通草　川玉金　炒谷芽　炒吳萸 川連

復診據云服五劑，此服痛已去，堅塊亦軟，當臍已潰，加

生黃耆　遠志　去　吳萸

再診諸恙均愈，潰口漸收，加

吳雲芝　吳北芪　黑料豆

氣壅

左　脾胃兩虧，氣壅於中。

製首烏　米炒西黨參　炒當歸　陳皮　炒香附

生冬瓜子　左牡蠣　生白芍

左　上熱下寒之質，浮陽上升，氣壅而痞，宜潛陽消痞法。

黑料豆　茯苓　懷牛膝　桑葉　小青皮

丹皮　生白芍　左牡蠣　炒冬瓜子

氣壅　七

膈噎

右　脾絡痰氣上逆，納谷痰涎湧上，噎吐三陽結之大候
廣青皮　茯苓　生谷芽　川鬱金　黑山梔
川貝母　昇麻　橘絡　石菖蒲

左　肝木犯胃，絡氣痰阻塞，納谷多出矣，須防痰膈
當歸鬚　炒通草　宣木瓜　生谷芽　蒼术
小青皮　澤蘭　金沸草　烏梅　冬瓜子

左　痰氣阻塞胸咽，納谷梗塞，噫惡膈噎之候
膈噎　主

瓜蔞皮　炒冬瓜子　橘红衣　昆布　茯苓

法半夏　生谷芽　貝母　炒通草

陳倉米

左右脉左弦右細，肝胃氣逆，納食作嘔噯，擬從舒肝鎮逆法。

瓜蔞皮　茯苓　陳皮　金佛草　石菖蒲

代赭石　川郁金　生谷芽

陳倉米

左脉左弦虛，右關急甚，操勞憂鬱，肝胃氣滯，胸背作脹。

細谷氣衝於喉、向阻塞勢防延入阻膈大候

瓜蔞皮　茯苓　生白芍　昆布　川貝母

北沙參　干霍斛　生谷芽　冬瓜子

無花果

膈噎

南

和中調氣

右胃絡不和氣機滯於中胸脘脹痛納谷作嘔從和中法

法半夏　廣皮　茯苓　淡吳萸　白叩仁

炒通草　炒香附　母丁香　炒冬瓜子

右血虛氣逆

炒當歸　生白芍　陳皮　法半夏　川鬱金

白叩仁　冬瓜子　茯苓　炒谷芽

右和中調氣

和中調春　去

炒歸身　炒香附　陳皮　元胡索　炒白芍

淡吴萸　砂仁　丹參　益母草

痞

右脈弦而左腹之痞凝滯，納少胃痞，起於下腹，脹痛神倦，防土敗木賊之變。

炒當歸　生白芍　茯苓　炒冬瓜子

小青皮　鬱金　丹參　炒曲

後診加　法半夏　沉香末　左牡蠣

右

痞之氣阻，大是脾之虛中滿之候。

製香附　砂仁　小青皮　茯苓　益智仁

痞

十六

炒通草　生谷芽　冬瓜子

右脾濕氣滯腳痛作腫宜健運和中調氣主之

法半夏　茯苓　淡乾薑　炒薏仁　廣木香

砂仁　淡吳萸　炒香附

右素有疝瘕脾元虛是去冬至今咳嗽失紅延久漸見疝氣散

溏腹及腳腫納食作脹脾肺皆病治培土和中法不宜攻伐

溫燥

焦白朮　炒通草　小青皮　茯苓　炒薏仁

冬瓜子　北杏仁　紫菀　款冬花

右　痞氣作脹，二便不利

炒通草　小青皮　炒枳殼　茯苓　炒厚朴

廣鬱金　炒莪朮　油當歸　車前子

右　濕滯傷脾，寒熱之後，腹痞脹大，側臥於右，中滿之候

製附子　茯苓　炒通草　淡吳萸　砂仁

炒苡仁　炒麥芽　小青皮　冬瓜子

右　勞傷於脾，痞積腹大，夢泄頻頻，防脾敗之變

痞　十九

小青皮 淡吳萸 冬瓜子 益智仁 炒苡仁

炒當歸 左牡蠣 芡實 菟絲子

上安桂

腹痛

右寒滯腹痛

炒蹋子　炒小茴　小青皮　淡吳萸　炒枳殼

廣木香　焦查　梹榔　烏藥

復診加　漂蒼朮　川芎

右腹痛食少欬嗽便泄從和中補土法

又加　生苡仁　生穀芽　砂仁　益智仁

懷山藥

腹痛

又

右腹痛足腫痛多脾肺之虧從溫陽定痛法

米炒白朮　焦桂枝　淡吳萸　製附子　胡芦巴

益智仁

右肝木侮脾之氣腹痛

炒當歸　生白芍　炒芦巴　益智仁　淡吳萸

冬瓜子　小青皮　茯苓　吳竹

右陰滯傷脾腹痛延久至陽不足脈細而弦從溫中補土

焦白朮　茯苓　益智仁　淡干姜　淡吳萸

炒通草　冬瓜子　炙甘草　炒杏仁

腹痛　丸

腹大

素經虧氣虧血虧三者交相為患腹大無算二便不利從本消法

應商乃書

大腹皮　炒川朴　赤苓　小青皮　廣木香
炒木通　車前子　炒枳殼　炒砂仁　檳榔

左脇脾內傷運滯於中胸腹痞大中滿之候宜破削之

炒川朴　炒通草　砂仁　茯苓　小青皮
冬瓜子　益智仁　生苡仁　法半夏

腹大　二十

右脾肝中傷腹大作脹前經失紅氣痲而黑

炒當歸　澤蘭　丹參　小青皮　煨草果

茯苓　炒通草　冬瓜子

右脾虛濕腹脹浮腫中滿之候

製附子　炒通草　巴戟天　木瓜　砂仁

冬瓜子　廣木香　陳皮　薑皮

右足腫腹腳腫脹喘欬脾肺兩虛中滿之候

橘紅衣　杏仁　款冬　大腹皮　茯皮

生苡仁　車前子　炒通草　姜皮　炒冬瓜子
復診加　廣木香　生谷芽
左　素患咳嗽，復加勞感寒，燒之後腹痛作脹，大便解溏，脾腸兩患，防中滿。
橘紅衣　炒苡仁　砂仁　煨木香　生谷芽
茯苓　銀冬　炒通草　冬瓜子
復診加　炒莪朮　炙內金
服六　廿七

氣虛中滿

左　據述病情脾肺氣虛手足浮腫氣喘年逾花甲恐怕氣虛中滿之變所謂六脈浮洪防從漸甚擬金匱腎氣出入

大熟地　製附片　茯苓　陳萸肉　淮山藥

澤瀉　丹皮　懷牛膝　車前子　上肉桂

左　脈細無力脾陽困乏遍身浮腫囊大腹脹神倦小便短濇膀胱之氣不化喘滿之候亟宜利之

炒黨參　製於朮　陳皮　姜皮　冬瓜子

氣虛中滿　左

茯苓

右脉緩而滑，脾虛生痰，痰氣散濕遍身浮，氣囊腫欬嗆，艱於着枕，脾病傳肺，喘滿之候，宜用疏之。

製附子　橘紅衣　茯苓　款冬　杏仁

炒苡仁　車前子　炒椒目

赤小豆　上安桂

補火生土

右 脾陽薄弱，大便溏泄，氣不攝固，宜補火生土法

東洋參　破故紙　淡吳萸　益智仁　菟絲子

焦於朮　法半夏　茯　苓　炙黑草

右脈左三部沉細，身神不寧，脈少胃氣，肝鬱傷脾、陽困之處

生化之機失權，諸疾（候）由此而來，病起於肝，傳於脾、胃之膜

相連，去歲大年而寒者不思飲食，每見擬鎮肝佐以

溫陽補火生土，未識可合尊意否

補土生火　　共七

脾虚便泄

孩　便泄腹痛脾元不足

焦於术　茯苓　炒扁豆　炒苡仁　米炒党参

煨木香　生草　砂仁　法半夏

右　泄久氣弱

六君加　益智仁　菟絲子　五味子　懷山药

右　脾虚便泄

四君加　廣木香　炒扁豆　炒苡仁　懷山药

脾虚便泄　苟

車前子

右脾虛土不勝溼致溼溢皮膚浮腫囊大脉虛而細宜從權

土勝溼主治

米炒黨參　製附子　炮薑炭　茯苓　焦於朮

生苡仁　巴戟天　宣木瓜　冬瓜子

復診加　吳茱萸　款冬

右本質虛弱溼鬱滲入膀胱淋病雖愈自持便泄脾胃受

虧食少神倦不思納穀噯氣頻頻先以脾胃兩治再進固本

上方加　炒谷芽　冬瓜子　砂仁　萆薢
生苡仁　红枣

脾虚便泄

黄

輔正和解

右　輔正和解退熱止欬

南沙參　青蒿　銀柴胡　川貝母　杏仁

橘紅衣　地骨皮　料豆衣　百合

左　寒熱已輕　輔正和解

二陳加　炙西黨　炒[illegible]　炙柴胡　生苡仁

炒谷芽

輔正和解　又

調補脾胃

右病脾胃不和

米炒西黨　茯苓　麥冬　金石斛　土炒甘草

陳皮　炒白芍　生薏仁　生谷芽

左補土之氣

男加　炒當歸　麥冬　玉竹　川貝母

百合

女

調脾和中

調補脾胃　芝

陳皮　炒苡仁　炒通草　茯苓　冬瓜子

炒麥芽　鬱金　炒扁豆

右厥陰之氣已平脾胃之氣未復擬六君加味

六君加　炒香附　冬瓜子

培補脾腎

右　培補脾腎

製首烏　炙台黨　炒白朮　炙芪　茯苓

炒當歸　炒白芍　懷牛膝　菟絲子　懷山藥

右　培補脾腎

製首烏　炙台黨　陳皮　甘枸杞　法半夏

炙草　川杜仲　炒當歸　鹿角膠

右　脾胃兩虧胃納不和

培補脾腎

廿八

製首烏　茯苓　炒當歸　懷山藥　木瓜

陳皮　炙艸　生薏仁　川續斷

右脾胃兩治佐以補大

製首烏　茯神　東洋參　甘枸杞

炒當歸　補骨脂　益智仁　巴戟天　鹿角膠

復診加　大熟地　去　製首烏

右培補脾胃

製首烏　炒當歸　炒白术　炒白芍　懷山藥

甘枸杞　兔絲子　陳皮　炒白芍

右培補脾胃佐以和中

歸芍六君　去法半夏

右脾胃兩補佐以固精

製首烏　炙西黨　炒冬朮　茯神　吳萸

法半夏　橘紅衣　左牡蠣　芡實　金櫻子

蓮鬚

右症偏於脾脾胃兩虧

培補脾腎　芝

四錢加　製首烏　補骨脂　兔絲子　益智仁

冬瓜子

右劑止脾胃兩虧

四錢加　製首烏　炒扁豆　懷山藥　炒苡仁

培補心腎

右培補心腎

大熟地　茯神　懷山藥　丹皮　澤瀉

大杜仲　潼沙苑　炙遠志

右培補心腎

炒當歸　北條參　麥冬　炙遠志　柏子仁

金石斛　炒棗仁　炙草　茯神

又丸方

培補心腎　卅

製首烏　茯苓　怀山藥　丹皮　炙黨

遠志　炒棗仁　炒白朮　柏子仁　炙草

炒當歸

右
培補心腎

製首烏　茯神　炙遠志　炙黨　柏子仁

炙草　炒當歸　炒棗仁　炒白朮　龍齒

桂圓肉

右
右寸心脈虛甚尺部虛細陰虛心熾腎精不足

大熟地　茯神　淮山药　炙龟板　丹参

潼沙苑　炙草　麦冬　玉竹

左脉右细右急心肾不交络脉失荣手战背膝冷汗淋漓精关不摄早丸服大曲休左夹滋阴培补兼清法

制首乌　麦冬　炙知母　左牡蛎　炒当归

柏子仁　茯神　野料豆　生草

培补心肾

廿一

右兩湖李制軍印瀚章證示案
貴稟秉賦之厚六脈純陽攝調咸宜營衛周細按諸脈左
寸心微急寸肺俱急左關肝常清右關胃精細右尺腎微虛
者尺命門有力操勞耗傷心陰思慮有傷脾土脾爲肺之母脾
虛必及於肺胃爲金之母肺弱必因於胃夫臟腑不外乎陰
陽氣血宜充足虛實攸異善補陽者必於陰中求陽則陽得
陰助而生化無窮善補陰者必於陽中求陰則陰得陽升
而泉源不竭擬用兩儀膏人參助脾健運熟地滋腎靜

順一陰一陽氣血兩補又思草木枝荄焉能大補真元古人之方率用異類有情者藉補氣血二仙膏乃龜鹿皆靈而壽龜通任脈取其甲以補心補腎補血以養陰也鹿通督脈取角以補命補精補氣以養陽也再養以當歸以和血茯神以養心兼佐白朮以補心脾而益其氣甘草以調和諸味內經云陰平陽秘精神乃治丹訣云水火既濟永不老常服丸劑益臻康泰之效故擬一方祇請

鈞誨

培補心腎

丗

四季煎服方

大熟地 錢　高麗參 錢　甘枸杞 錢　茯神 二　炒棗仁 二錢

吳茱萸 分　蒸野术 錢　蒸菟絲 錢　懷山藥 錢　炒白朮 錢

夏令照方加　麥冬 錢　西洋參 錢

秋令照方加　麥冬 錢　西洋參 錢　五味子 三分

冬令照方加　鹿毛茸（吳萸研拌）五分　龜板膠 二錢

痰嗽照方加　雲紅皮 八分　法半夏 錢

心悸照方加　元眼肉 七個

又丸藥方

仿心腎兩固古法春夏養陽秋冬養陰方中兩儀生氣補血之龜鹿並壽延年

大熟地二兩 人參一兩 龜板膠一兩 肉蓉半 炒當歸兩半

茯神兩半 棗仁二兩 枸杞兩半 甘草半

春令肝木司權照方加 炒白芍一兩

夏令火司權照方加 懷山藥兩半

秋令肺金司權照方加 麥冬半 五味子半

培補心腎 廿三

冬令服丸子權照方加 甘杞枸 每

脾陽不足

左 四肢常冷，脾陽不足之所致

製首烏　吳茱萸　巴戟天　茯苓　炒於朮

炒當歸　甘枸杞　陳萸肉

鹿角膠

左 心脾之氣下墜，脈左虛右細，舌質脾陽薄弱，溫帶主之

製首烏　焦於朮　茯神　益智仁　吳萸

懷山藥　菟絲子　五味子　炒白芍

脾陽不足

三四

復診加　炙雲黨　炙北芪　柏子仁

左痺痛便溏腰痠作痛足部浮氣脾元虛

焦於朮　益智仁　炒雲黨　茯苓　瓜蔞皮

小青皮　炒菟絲子

肝木侮土

右脉居六陰，肝木擾胃，胃氣不和，上逆胸脘作痛，得食稍安，從建中法。

炒白芍　桂枝　炙草　炒歸身　茯苓

陳皮　炒紫蘇子

右向來氣痛，今春更甚，胸脘有塊，大便數日未解，實屬肝胃為患，從舒肝和胃，佐以通幽。

炒當歸　生白芍　法半夏　茯苓　柏子仁

肝木侮土　三五

炒通草　澤蘭　小青皮　川玉金　淡吳萸

左　前案肝胃同治佐以通幽大便解黑瘀經積止突痛久瘀傷絡絡傷瘀積守前法加味

油當歸　澤蘭　川玉金　丹參　炒通草

茜草　小青皮　生蒲黃　淡吳萸

青葱　新絳

右　肝脾不調腹痛大便不暢宜和中調氣

陳皮　茯苓　淡吳萸　砂仁　炒香附

炒穀芽　川鬱金

左　肝脾不調運化失權

米炒西黨　炒白朮　茯苓　薏苡仁　炒冬瓜子

廣木香　炒歸身　炒白芍　炒蔻仁　橘紅衣

左　脈細而弦肝木犯胃、陽虛弱氣瘀延久納杳作噯味酸苦

以抑木和土法

土炒當歸　炒白芍　薏苡仁　廣木香　冬瓜子

炒穀芽　烏梅　澤蘭

肝木侮土　廿八

復診加　左牡蠣　法半夏

右肝木横胃，氣上逆，納食作脹，胸痞不舒，逕和胃鎮逆法

法半夏　陳皮　茯苓　炒甘草　石菖蒲

生米芽　代赭石　金沸草　炒白芍　左金丸

復診加　烏梅　廣木香　炒遠志　甘蔗汁

右納食即脹，脈右關弦，胃陽上逆，仿丹溪食不得入是有火也

瓜蔞皮　茯苓　麥冬　金石斛　炒遠志

生米芽　黑山梔　川貝母（陳炒）　活水蘆根

左 培土制木佐以降氣

吳茱萸　炒於朮　茯苓　炙甘草　炒白芍

金鈴子　益智仁　炙當歸

復診加　澤蘭葉

左 肝胃氣痛

炒當歸　炒白芍　炒香附　茯苓　法半夏

陳皮　白叩仁　淡吳萸　川玉金

左 肝胃氣痛、火與鬱

肝木侮土

卅九

東洋參　土炒白术　茯苓　土炒甘草　陳皮
土炒當歸　益智仁　炒白芍　上肉桂
左　培土制木
東洋參　陳皮　炒白芍　炒白术　法半夏
左牡蠣　茯苓　炒歸身　炙草
左脉左細弦右關虚，是木強土弱，運化失權之機旋轉不利，
故納失職，消化不順，清水精餘之痛在空之處，大便解溏，
治宜溫理脾陽，佐以調之。

炒神曲　陳皮　廣木香　益智仁　補骨脂

法半夏　淡吳萸　白叩仁　炒麥芽　冬瓜子

右脈虛而弦，肝脾兩虧，氣滯而瘀，瘀氣作痛，延久易傷，嘈雜，

諸情懷不思，納谷未強，胃弱宜從抑木和中，不宜攻伐。

炒當歸　生白芍　法半夏　茯苓　冬瓜子

益智仁　代赭石　淡蓯蓉　新會皮　淡吳萸

左木強土弱，升降失權，納食作脹，味酸，脈細而弦，宜抑木扶

土，佐以鎮逆。

肝木侮土　廿八

歸芍六君加　金鈴片　代赭石　冬瓜子

左脉左弦右弱，肝木侮脾，脾陽氣不運，以致腹痛作脹，朝食暮吐，宜温理脾陽，以杜土敗木賊之變。

當歸（小茴香炒）　炒通草　製附子　淡吳萸　炒白芍（肉桂）

茯苓　胡蘆巴　益智仁　炒冬瓜子　法半夏

左脉細而弦者，關左細肝強，胃弱氣不運，以饋穢腹向全不思食，腸痛，擬左温宜培土制木，俾其納穀則可。

歸芍異功加　淮山藥　甘枸杞　冬瓜子

左脉弦　飯鍋粑

右患由思慮肝鬱傷脾是脹延久不消耳鳴頭筋掣

疏泄抑木補土法

炒當歸　生白芍　茯苓　冬瓜子　丹參

炒苡仁　宣木瓜　廣皮　姜皮

肝木侮土　廿九

溫中補土

右足腫延久溫復中補土法

焦于术　製黑附　炒椒目　砂仁　冬瓜子

茯苓皮　炒苡仁　廣木香

赤小豆

右寒濕兩足之浮氣由脾寒氣不運化宗溫理法

焦枳朮　製附子　茯皮　陳皮　胡蘆巴

生苡仁　冬瓜子　炒椒目　姜皮　赤小豆

復中補土　平

復診加　巴戟天　廣木香　去　於朮

左主困脾土濕中法宜腥漸清疏痰補平何守原法

炒黨元　真於朮　茯苓　冬瓜子　橘紅衣

炒苡仁　桂枝　車前子　木瓜　叭杏仁

薑皮　赤小豆

溫陽化氣

右脉左細弱右虚急脾胃陽虚氣不運化動作溫陽化氣以杜喘陽之虞

製附子　焦于术　茯苓　胡芦巴　甘枸杞

淡吳萸　巴戟天　上肉桂

復診加　法半夏　炒當歸

右脾胃陽虚真火式微脉左細右急宜甘溫培補

東洋參　蒸白术　茯苓　炙草　橘紅衣

溫陽化氣　又

鮮杞枸　補骨脂　胡芦巴　土炒當歸

右脾胃兩虧，真陽式微，脈右細弱，當急從甘温培補法。

六又加　甘枸杞　補骨脂　巴戟天

復診加　炒菟絲子　益智仁

又診加　淡吴萸　廣木香

右脾陽不足之氣不運候

炒歸身　炒白芍　廣木香　炒菟絲子　茯苓

益智仁　胡芦巴　炒前仁

復診加　甘枸杞　兔絲子　烏肉　白叩仁

右溫陽化氣

炒當歸　炒小茴　胡蘆巴　益智仁　破故紙

淡吳萸　茯苓　兔絲子　炒蛇床子

製附子　焦白朮　茯苓　厚朴　淡吳萸

右脈細而遲，寒凝厥陰，者少腹作痛，溫溫陽法

廣皮　淡干姜

溫陽化氣　是

胃火

左 清解胃熱

細生地　麥冬　茯苓　元參　丹皮

炒芩　生草　料豆衣

左 胃家濕火 脾經有濕 口腐便泄 從輕清分利法

料豆　連召　丹皮　茯苓　黑山栀

麥冬　金石斛　車前子　元參

另用紅青布蘸水漱口

胃火　四之

脾虚夹湿

右脾虚夹湿腹痛便泻泄和中宣湿法

小青皮　茯苓　炒神曲　川楝　使君子

焦查　炒通曲　槟榔　砂仁

常服健脾丸

脾虚夹湿

胃陰

左　恙久蘊熱，胃陰久乏。

南沙參　麥冬　茯神　丹皮　金石斛

地骨皮　料豆　生草　青蒿

左　脈虛數乏力，肝失水涵，胃陰受虧，致諸候由此而來，議從滋水養胃主之。

大熟地　茯神　麥冬　石斛　左牡蠣

炙龜板　甘草　西洋參　潼沙苑　懷山藥

另

陳阿膠

培補肝腎

右培補肝腎益元生精

大熟地　甘枸杞　巴戟天　淫羊藿　炙龜板

川杜仲　陳萸肉　炙黃芪

鹿角膠　綫魚膘

右肝腎不足

六味丸　萸肉　澤瀉

加　麥冬　炒歸身　玉竹　炙龜板

培補肝腎　炙

謝苑

丸方

六味去　澤瀉　萸肉　加

龜板膠　鹿茸　炒歸身　炒烏　甘枸杞

右培補肝腎

大熟地　茯神　懷山藥　丹皮　炒當歸

陳萸肉　甘枸杞　兔絲子　冬术　左牡蠣

巴戟天

左　肝腎精血虧乏

大熟地　炙黃芪　炙西黨　炒當歸　茯神

五味子　益智仁　兔絲子　炙草

線魚膠

左　脈細而數　肝腎兩虧　上熱下寒　宜甘溫之法

六味去　萸肉　澤瀉

加　炒當歸　懷牛膝　潼蒺藜　甘杞子

巴戟天　沉香入

培補肝腎　[illegible]

肝脾兩虧

右　肝脾兩虧陽升頭暈

吳文堂　茯神　左牡蠣　青皮　潼沙苑

炒當歸　生白芍　炒棗仁　懷牛膝

右　肝脾兩虧

六君加　炒當歸　益智仁　懷山藥

膏方

大熟地　懷山藥　茯神　炒杞子　炒白芍

肝脾兩虧　又

穞豆衣　甘枸杞　益智仁　東洋參　炒白朮
右
脾陰不足之肝火上升
野料豆　茯神　青皮　懷山藥　生麥芽
干霍斛　炙草　生白芍　柏子仁
紅棗

肝陽

左　操勞傷陰，虛陽升，水不涵肝，木横逆經肝胃兩經

大熟地　茯神　懷山藥　丹皮　懷牛膝

女貞子　左牡蠣　生白芍

左脉細而弦，肝陰不足，氣火為患

蒸青蒿　丹皮　炙艸　生白芍　黑料豆

金石斛　麦冬　石決明　茯苓

復診加　大熟地　潼沙苑

肝陽　四九

右水虧肝燥左關弦動甚也卯於尺脈左而細仿乙癸同源法

六味去　萸肉　澤瀉

加　炒當歸　生白芍　左牡蠣　潼沙苑

炙艸　麥冬

右脈弦而虛水不涵肝、陽衝逆從滋水以潤之

六味去　萸肉　澤瀉　加

生白芍　左牡蠣　潼沙苑　麥冬　金石斛

炙龜板　女貞子　懷牛膝

肝陽内動

左部血虧肝陽内動手足之筋脉攣急口眼歪斜

大熟地　茯神　懷山藥　丹皮　左牡蠣

炒當歸　麥冬　生白芍　懷牛膝

黑芝麻

肝陽内動　五十

肝熱

左

左脇氣逆而神昏善哭，夜不安寐，是由肝熱所致。

細生地　蘆薈　青黛　黑山梔　青皮

廣木香　炒芩　木通

竹茹

肝熱

之一

肝風

左脈左手虛細，尺部少力，心胃兩虧，肝失水涵，內風震動，所以眩暈，手足抽搐，治宜滋水涵陽以息內風。

大熟地　蒸當歸　生芍　茯苓　左牡蠣
滁菊花　懷山藥　桑枝　丹皮
磁朱丸

右　產後筋惕肉瞤，頭疼，冷氣上沖，周身麻木，陰虧肝失涵養，內風震動。經云：諸風掉眩，皆屬於肝，肝主筋，風木相火同

肝風

五之

今擬從甘以緩之合以潛之

細生地　生白芍　左牡蠣　懷牛膝　潼沙苑

麥冬　干霍斛　野料豆　炙艸　木瓜

肝風挾痰

左 肝風挾痰 頭額作痛

炒當歸 石決明 明天麻 菊花 勾藤

法半夏 茯苓 炒白芍 橘紅衣

左 肝風挾痰，厥頭暈

細生地 橘紅衣 茯苓 桑葉 鈎藤

明天麻 菊花炭 法半夏 白蘇子 姜蠶

孩 五歲 肝風挾痰，火擾於絡，手足艱於運動，舌本牽強，語言蹇濇，小

肝風挾痰 又

便溏瘛搦，息風鎮痙，佐以活絡以固儲功。

大生地三錢　天竺黃八分　橘絡八分　茯苓三錢　法半夏一錢

石菖蒲一錢　陳膽星三分　炒當歸三錢　川貝母一錢　西洋參生錢

右六　素有瘕積，肝脾兩虧，嘔噦瀉水，夏令陡然昏厥，手足抽搐，

神識不清，此屬肝風挾痰、厥之候，治宜息風鎮痙法。

炒當歸　生白芍　法半夏　石菖蒲　明天麻

石決明　茯苓　橘絡　姜蠶

竹瀝　姜汁

神識不清

右 痰火氣逆，神識不清

大生地　橘紅衣　石菖蒲　川玉金　辰砂拌麥冬
元參　川貝母　金沸草　黑山梔　茯神

左 主用宣降法，痰出火平，神識清楚，惟左寸關脈息未靜
右寸急滑，心為君主之官，神明出焉，脈絡痰火未得盡袪，仍守原
法以杜其復

大生地　麥冬　元參　天竺黃　陳膽星

神識不清　又方

川玉金　羚角屑　橘絡　炒芩　川貝母

茯神　石菖蒲　桑寄生　竹瀝　姜汁

丸方

大熟地　茯神　懷山藥　丹皮　川貝母

元參　麥冬　橘絡　天竺黃　石菖蒲

用竹瀝、姜汁泛丸，硃砂爲衣

又方　痰火氣上逆，神識不清

細生地三錢　麥冬（辰砂拌）二錢　金石斛錢　橘紅衣錢　茯神三錢

川玉金三錢　石菖蒲錢半　黑山梔錢半　川貝母三錢　元參二錢

復診加　天竺黄錢半　龍膽草錢半

又診加　炒當歸二錢　生白芍三錢

此方服至劑，諸恙痊愈。

左

痉後失調，心陰不足，神識恍惚，手戰，脈弦澀，宜育陰寧神法。

野料豆　茯神　柏子仁　麥冬　石菖蒲

炒當歸　生白芍　炒遠志　炙草

復診加　西洋參

神識不清

[illegible]

右脉右関弦急神識不清內經云肝爲將軍之官謀慮出焉藏魂主動主升易癲狂不自禁加味逍遥散主治兼攻痰清心則大謬矣

大生地　醋炒柴胡　炒當歸　石決明　黑山梔

炒芩　丹皮　茯苓　生白芍

息風潛陽

右 肝陽化風脘嘈不寐多夢脉弦從息風潛陽

大生地　明天麻　冬桑葉　麥冬　羚角片

生白芍　懷牛膝　生龜板　丹皮

右 肝陽化風、痰上冒右太陽痛、尖骨絡作麻從息風豁、痰

主之

細生地　白附子　明天麻　橘絡　法半夏

菊花　茯苓　炒當歸　姜蠶

息風潛陽　五六

後診加　石菖蒲　桑葉

左　患由肝陽化風頭疼延久反復不已肢冷畏光從育陰潛陽

宜從前法多服

大熟地　茯神　丹皮　炒當歸　生白芍

左牡蠣　沙苑　懷牛膝

後診加　炙龜板　川貝母

又診加　天冬　天花粉

頭疼

右脾虛肝熱頭疼

料豆衣　冬桑葉　赤芍　生地　茯苓

丹皮　石決明　蒺藜　明天麻

右体虛肝風頭疼

吳茱萸　蘇梗　蔓荊子　秦艽　茯苓

菊花　陳皮　法半夏　生草

右頭疼自汗風傷衛也

頭疼　主之

秦艽　青蒿　菊花　法夏　茯苓

桂枝　生草　陳皮　川芎

紅樹山莊醫案卷

目錄

清利下焦　血淋　熱毒
養血　血熱　血燥
養陰　消渴　潤燥
氣鬱梅核　呃逆　嘔吐
氣火痰凝

紅樹山莊醫案卷

汗

左　汗多腰痛身痠發熱正氣不足

炙北芪　米炒西黨　防風　炒白朮　左牡蠣

川杜仲　炒歸身　茯苓

左　出汗心煩陰虛所致

細生地　茯神　懷山藥　蒸當歸　麥冬

汗　一

吴仲　柏子仁　左牡蠣　女貞子

右肝脾氣虛汗多方

製香附　吴萸　蒸當歸　茯苓　炒白术

左牡蠣　柏子仁　吴仲

不寐

左　不寐風若復感寒熱口渴腹脹而痛大便不暢治歸脾湯出入

東洋參　炒歸身　茯神　麥冬（辰砂拌）　炙遠志
廣木香　茯苓　川玉金　冬瓜子

左　因勞不寐心脾不足
四君加　龍齒　柏子仁　炙遠志

左　肝陽擾亂徹夜不寐脈弦而急仿溫膽湯出入

不寐　二

细生地　法半夏　橘红衣　茯神　生术

赤芍　元参　麦冬　柏子仁　竹茹

覆诊加　黄柏　知母　羚角花　莲子心

右　肝不藏魂夜不能寐大肠刺痛大便不解经涵肝润肠法

大生地　怀牛膝　柏子仁　大麻仁　油当归

瓜蒌仁　郁李仁　淡苁蓉　松子仁

阿胶　蜂蜜　黑芝麻

右　脉右寸大坎离不交水火不剂夜不能寐

陰涂加　西洋參　青皮　茯苓皮

復診加　蓬青子　柏子仁

不寐　之

心悸

左　肝脾兩虧心悸手抖從歸脾湯出入

炙西黨　炙北芪　炒當歸　龍齒　茯神

炒白朮　炒棗仁　炙草

左　心脾兩虧心悸手抖從歸脾湯出入

炙西黨　炙北芪　龍齒　炒當歸　炒白朮

柏子仁　茯神　炒棗仁　炙草

左　胸痛心悸作慌不食不寐脈細無力防胃敗之變為禍

心悸　四

高明酌之

炙西黨　炒歸身　左牡蠣　生白芍　茯神

炒穀芽　青蒿　陳[illegible]　柏子仁

眩暈

左　肝血不足，陽升鬱勃，出汗，足冷，法歸脾湯出入

炙西黨　炙北芪　茯神　炒棗仁　炙遠志

淮山藥　蒺藜　炒當歸　懷牛膝

左　肝熱引眩，嘔吐不思納谷

細生地　石決明　青皮　茯苓　白蒺

赤芍　炒當歸　杭菊炭　羚羊角夜

眩暈　又

右脾肺兩虛肝陽眩暈

吳萸　橘紅衣　杭菊　炒白朮　法半夏

棗仁　茯神　炒當歸　左牡蠣　吳竹

生白芍

怔忡

左心脾不調怔忡為患

炒當歸錢 茯神錢 青[illegible]錢 柏子仁半 龍齒錢

炙遠志錢 懷山藥錢 炙草四 炒棗仁半 炒白芍錢

怔忡

又

耳聾

左 气火上升耳聾而熱

細生地 青皮 丹皮 生芍 黑山梔

石菖蒲 茯苓 夏枯草 炙遠志

左 聤耳流水肝熱所致

細生地 青皮 茯苓 夏枯草 丹皮

黃芩 連翹 黑山梔 木通

鮮荷葉

耳聾

七

右

肝陰不足，氣火上逆，耳鳴不聰

蒸當歸　生白芍　茯神　青黛　炙遠志

石菖蒲　夏枯草　懷牛膝　生龜板　龍骨

磁硃丸

咽喉

左 卅七 右脉细，左脉虚数，喉痛多夜，延今二旬之久，午后咽间不利，咽喉两边红肿，舌绛，証清阴虚火升，以致肺热之疾，与实火风闭异，治从滋清水，佐以清喉法

大熟地 天冬 川贝母 怀牛膝 炒川柏
吴知母 枇杷叶

左 声嘶喉痛，咳嗽痰红，脉数而虚，肺肾两亏，前难奏功

大熟地 茯神 北沙参 生龟板 马令

咽喉 八

貝母　麥冬　玉竹　懷牛膝

右據述喉嚨白點作痛乃陰虛火逆從滋補法

大熟地　茯神　懷山藥　丹皮　生桑枝

麥冬　懷牛膝　南沙參　金石斛

右肺胃氣火上升喉痛大便不解喉嗆咳失紅脈息而數從清

潤法

忍冬藤　茯苓　萆薢　桑枝　牛蒡

丹皮　貝母　桑葉

附

青雪散

黃柏五錢 兒茶一錢 月石一錢 人中白二錢 青黛二錢

冰片三分 明雄二錢 川貝一錢 燈草灰三分 青魚膽配用

右藥依法炮製，研極細末，磁瓶裝貯，勿令洩氣，用時吹之患處，取效如神。

咽喉 九

目

右　滋水養肝以治目疾

大熟地　石决明　麦冬　蒸當歸　生白芍

苓茯　望月砂　青葙子

右　兩目熱痛兼不紅腫間或作癢流淚由體虚肝熱所致

黑料豆　石决明　潼沙苑　望月砂　麦冬

蒸當歸　生白芍　菊花　茯苓

右　右目流淚大便脱肛肝熱所致

目　十

蒸當歸　炒白芍　桑葉　菊花　潼沙苑

丹皮　白茯苓　生草

孩五歲　疳積傷目淚流以致骨瘦又熱眼腫概大當理脾胃

末年治法

蒸當歸　炒白芍　茯苓　炒通玉　炙草

白蒺藜　炒苡仁　青葙　谷精珠

雄雞冠生具

左四十六　肝熱目赤遇勞即發

大生地　麥冬　桑葉　炒知母　丹皮

黑料豆　潼沙苑　石決明　穀精草

左　肝腎虛熱翳膜遮睛

細生地　桑葉　龍膽草　炒芩　炒當歸

赤芍　紅花　木賊草　黑山梔

左　花甲高年耳聾目花肝腎精血虛乏治溫（補）養之

大熟地　潼沙苑　淡蓯蓉　左牡蠣　乾霍斛

五味子　炒歸身　生龜板　麥冬　茯神

目　土

右肝肺火升目赤腫痛羞明延久至復須清熱法

細生地　麥冬　龍膽草　黑山梔　炒芩

桑葉　赤芍　谷精草　蜜蒙花　黑元參

復診加　炒當歸　黑料豆

左白膜遮睛起於麻後肝肺兩虛

大生地　黑料豆　炒芩　赤芍　木賊

蒺藜　桑葉　谷精珠　晚蠶砂

左高年肝虛不足目膜

大熟地　炒當歸　生白芍　左牡蠣　潼沙苑

川杜仲　甘枸杞　谷精草　冬桑葉　木賊

茯神

目

生

牙

左陽明胃熱牙癰膿血

細生地　炙知母　生草　元參　赤芍

炒芩　丹皮　黑山梔

羚角尖　生石膏

復診加　川連　炒川柏　旱蓮草　青黛

鮮石斛

左陰虛胃熱牙疼

大熟地　茯神（苓）　懷藥　丹皮　元參

知母　麥冬　金石斛　骨碎補

右陽明胃熱口臭

大生地　犀角　知母　丹皮　鮮石斛

赤芍　青黛　生石膏

復診加　麥冬　元參

另用草決明蒲黃時含漱口

右肺胃蘊熱牙宣口、糜之穢涇清上焦法

大生地三钱　黑山栀钱半　赤芍钱　知母钱　炒柏八分

青黛六分　炒蒲黄八分　青蒿钱半　炒芩钱

生石膏四钱

右　胃热牙痛

大生地　元参　连翘　知母　青黛

炒芩　生草　骨碎补　赤芍

生石膏

右　牙宣龈腐腥，多阳明蕴热所干

牙

方

鮮生地　炒川柏　吳知母　生竹　元參

丹參　赤芍　連翹　羚羊角　麥冬

右火毒逗留手足筋攣之痛脈絡而滑治宜清解法

大生地　赤芍　銀花　黑山梔　生草

連翹　炒蒲黃　白蘚皮　木瓜　炒當歸

川牛膝

復診加　土茯苓　木通　元參　紫草茸

右手銀圍傷腫潰膿多氣逆於上從來之處非胃熱也

炒當歸　黑料豆　丹參　赤芍　茯苓
茜草　金佛草　丹皮
另用没石子煎水漱口

附擦牙方

胡桐淚　炒蒲黃　兒茶　胡黃連　上梅片
月石　炒川柏　烏梅　青黛
右藥炒研極細末，勿令見火

手　書

痔

右　陰虛濕熱中痔帶血

細生地　炒當歸　炒白芍　茯苓　槐米

炒地榆　麥冬　南沙參　炙草

右　大便中痔　小便淋滴難解　足部筋攣　脈細而數　從滲濕法

細生地　槐米　炒銀花　炙烏梅　炒川柏

茯苓　川萆薢　甘草梢　木通

復診加　麥冬　炒當歸

痔　十六

疝

左　溼熱陷入厥陰　睪丸腫大而痠　名偏疝

炒小茴　橘核　獨活　炒茅术　小青皮

瓜蔞皮　生草　木瓜

復診加　炒歸身　炒川柏　川萆薢

左　肝腎不足　疝疾頻發

大熟地（砂仁、陳皮同煮）　吳茱萸　荔枝核（茴香水炒）　炒當歸　炒杜仲

胡蘆巴（鹽水炒）　炒小茴　甘枸杞　益智仁（鹽水炒）　鹿角膠（蛤粉炒珠）

疝　支

右寒溼襲入厥陰

炒歸身　烏藥　淡吳萸　茯苓　砂仁

炒小茴　青皮　廣木香　生薏仁

復診加　桂枝　秦艽

右溼熱下注襲入厥陰

金鈴子　茯苓　澤瀉　炒川柏　烏藥

石青皮　淡吳萸　炒歸身　生草

孩偏疝延久脾虛虛氣滯當臍腹痛細弦左脈細而緩

法和中理脾主之，不免再發作疝也

土炒白朮　炒枳殼　茯苓　炒建曲　薏苡仁

炒谷芽　陳皮　炒香附　砂仁　炒冬瓜子

右寒溼入於厥陰，係疝之患

炒當歸　炙柴胡　茯苓　炙草　烏藥

廣木香　炒小茴　橘核

疝　方

頭癧

左 肝腎陰虧，水不制火，火炎於上，乎痛貴楚，頭癧作痛，治宜滋以制火，鹹以軟堅。

大熟地　茯神　南沙參　青鹽　元參
川貝母　左牡蠣　淡昆布　海浮石

復診加　天冬　玉竹

左 肝腎不足，痰凝成癧，復填補腎以治。

大熟地　炙黃芪　茯苓　左牡蠣　川貝母

頭癧　丸

精經　奥草　昆弟　妙歸

鼻衄

右肺熱鼻衄

細生地　元參　丹參　青蒿　南沙參

藕節　黑梔　茯苓　丹皮

右脈弦數，素有陰虛鼻衄，兼感風溫襲肺，肺失清肅，鼻衄後發，肺陰大傷，筋痿足痛，連及於手，膚熱嗆頗，溲水以杜痿躄之變。

大熟地　青蒿　北沙參　貝母　干霍斛

鼻衄　二十

百合　丹皮　玉竹　阿膠

復診加　西洋參　炙草　懷牛膝　天冬

宣木瓜　炙遠志　冬瓜子

又診加　料豆衣　炙桑皮

右背脹鼻衄延久肺熱所致

細生地　麥冬　炙知母　丹皮　黑山梔

料豆衣　元參　荷葉

肺癰

右 風熱肺癰胸痛痰紅

瓜蔞皮 吳果皮 生苡仁 淅貝母 茯苓

元參 炒芩 赤芍 杏仁

右 肺癰未潰治宜清解

瓜蔞皮 茯苓 黑料豆 杏仁泥 貝母

丹皮 生苡仁 炒芩 赤芍 藕節

復診加 枇杷葉 地骨皮 桑皮

肺癰 又

腫頸

右 風熱腫頸

薄荷 菊花 馬勃 生草 桔梗

赤芍 連翹 陳皮

右 耳下痰凝紅腫從少陽主治

吳柴胡 橘紅衣 炒香附 茯苓 生草

白芷 炒芩 赤芍 貝母

復診加 炒當歸 海藻

腫頸 又

右腫顋偏屬少陽風熱所干

地骨皮　桑皮　生草　金鈴子　赤芍

馬勃　黑山梔　茯苓　桔梗

右風溫上受，頸面浮腫，名赤流水，防其潰，消毒飲

葛根　馬勃　牛蒡　赤芍　連翹

元參　生草　炒芩　菊花　馬蘭根

服前擂述，服四帖後，頸面之消，加

黑料豆　茯苓　生苡仁　去　根茗

鼻淵

左腠理不密風襲太陰遂鼻流清涕名曰鼻淵

南沙參 桑葉 料豆衣 生草 蟬退

茯苓 赤芍 菊花

右據述臭果黃濁流涕腥穢肝肺伏熱淫溢之

羚角尖 石決明 青蒿 辛夷 丹皮

川貝母 赤芍 桑皮 枇杷葉

左肺熱鼻淵肺氣不利

鼻淵

廿二

黑料豆　炙桑皮　生白芍　生苡仁　辛夷

麥冬　茯苓　枇杷葉

右

肝左經右氣木火上炎衝逆於腦額痛引為鼻淵黃涕清肝以治之

大生地　生白芍　菊花　丹皮　茯苓

石決明　桑葉　麥冬　黑梔

右

鼻淵延久肝肺陰虧

大熟地　北沙參　麥冬　茯苓　川貝母

懷山藥　丹皮　潼沙苑　穞料豆

疳〃

右疹大且燥

朱炒西党　炒歸身　茯苓　黑料豆　金狗脊

丹皮　宣木瓜　生草　生苡仁

疳　前

痢疾 瘧疾附

右 風溼發痢

漂蒼朮 炒川柏 赤芍 炒當歸

生草 生薏仁 桑皮 黑料豆

右 脾溼化熱身發痢疾

炒當歸 炒川柏 紫朴 丹皮 連翹

赤芍 牛蒡 生薏仁

右 溼邪遏痹脾腸之氣痢疾後傷足部浮腫潰而流水疾

痢疾 瘧疾附

芍

痰喉咽胸膈作痛脾氣不能運動肺氣不能俯仰經二陳加入

桔土膀湿

二陳加　杏仁　玉蘇子　生薏仁　冬瓜子

川萆薢　辰青仁

復診加　黑料豆　炒當歸

又診加　川牛膝

去　川萆薢

左經毒流於血分遍身瘡痍延纏十餘載春令舉發刺痛

耳鳴血液受傷脈細弦數陰消液涸燥化

黑料豆　蒸歸身　生白芍　茯苓　丹皮

麥冬　紫草　石決明　阿膠　黑芝麻

左肝熱發痲瘋瘰癧互作兩目昏花從清潤之

大生地　炒川柏　黑料豆　菊花　羚角片

黑山梔　石決明　丹皮　元參　麥冬

復診加　川貝母　桑葉　黑芝麻

痲瘋　瘰癧附　　廿八

遺精

左脉細少力肝腎兩虧精血空之遺精頻見於療手麻從
甘澀固元主之

大熟地　茯神　甘枸杞　炙龜版　炒當歸
左牡蠣　金櫻子　川杜仲　芡實　鹿角膠

右培補肝腎固攝精元

大熟地　茯苓　懷山藥　芡實　蓮鬚
左牡蠣　金櫻子　青鹽　五味子

遺精　見

右　培補肝腎固攝精關

大熟地　茯神　懷山藥　五味子　青鹽

芡實　左牡蠣　雞金　金櫻子

蓮鬚　蓮子

右　心腎兩虧精關不攝

大熟地　茯神　懷山藥　丹皮　左牡蠣

芡實　青鹽　金櫻子　菟絲子

右　擬述陰虛失紅紅止之後喉間微硬方著帶　黄山使湖黄老爺

有遺洩間發究屬陰虛火迫所致從滋水之中佐以清潤肺金

須宜緩補

大熟地　茯神　懷山藥　丹皮　南沙參

麥冬　左牡蠣　蓮鬚

左脈虛細數失紅復發之後痰紅延久不清間或欬嗽納少腹

脹作痛遺洩間發夏令所服補中益氣諸恙見愈因將燥

肺熱火灼之後氣傷神倦肢肉漸瘦脾肺胃三者交虧從

滋水補土並治以杜偏勝

遺精　廿八

大熟地　懷山藥　丹皮　茯神　東洋參
麥冬　蒸於术　炙草　芡實　川貝母
左牡蠣
後診加　百合　阿膠
又診據述失紅已止遺精又甚加
五味子　蓮鬚　金櫻子
又
據述失紅遺精又復不已近加嗆欬痰稠喉嚨亦作痛
吞嚥不利　蓋值春木當令　水虧木升而患作　治惟有滋補肝

腎以柔應之，藥忌於苦寒，總之不可也。

大熟地　左牡蠣　女貞子　生龜板　茯神

西洋參　青鹽　五味子　懷牛膝

左　思慮過度，心腎不交，徹夜不能寐，水不制火，精關不固，素有痰氣之逆於上，故以交通坎離為治。

大熟地　茯神　柏子霜　青鹽　柏子仁

炒白芍　左牡蠣　女貞子　炙草

左　以腎陰虧虛遺洩

遺精　先

大熟地　茯神　懷山藥　丹皮　炒川柏
炙知母　麦冬　芡實　生龜板　左牡蠣
右氣不攝精，洩氣多
炙甘草　（諸）炙升麻　茯神　蓮鬚　北五味
兔絲子　炙朮　懷山藥
右肝腎兩虧，水不制火，肺陰不足，精關失攝，從滋補主治，以杜
延入虛勞
大熟地　北条參　左牡蠣　茯神　麦冬

芡實　懷山藥　五味子　金櫻子　丹皮

川杜仲　炙龜板

右心腎兩虧精血不足

大熟地　茯神　懷山藥　左牡蠣　炙遠

炒歸身　甘枸杞　菟絲子　五味子　金櫻子

綠魚膘

右據錄情狀并前服之方夢遺頻頻少腹氣鳴時有泄氣

脈平細據病情大都心腎兩虧州都之氣不化擬用陰八味

遺精　卅

合滑胃兩法主治

陰八味加　安桂　麥冬　炙龜板　北五味

右益氣固精

炙西黨　炙北芪　炒當歸　龍骨　左牡蠣

五味子　兎絲子　金櫻子　蓮鬚

右陰虛失守止嗆欬少痰遺洩間見真陰不足滋水生金

六味去　萸肉　澤瀉　加　北條參

麥冬　左牡蠣　川貝母　紫菀　百合

濁

女四歲　脾溼白濁

焦於朮　茯苓　懷山藥　麥冬　生苡仁

炒扁豆　生甘草　金扁斛　左牡蠣

濁　廿一

小便不禁

右　脉虚年久氣虚小便不禁

大熟地　炙北芪　懷山藥　麥冬　覆盆子

東洋參　炙草　北五味　蒸歸身

須診加　蒸白术　兔絲子　升麻

右　小便不禁肝胃氣虚

大熟地　炙文黨　炙北芪　桑椹　丹皮

茯神　五味子　懷山藥　左牡蠣

小便不禁　卅帖

右小便不禁宜[illegible]復

炙文黨　炙黃芪　焙炒升麻　炒川柏　炙知母

丹參　青皮　覆盆子　生草梢　大生地

琥珀末　燈心　加生龜板　血餘　去琥珀

右尿管脹作脹，大便難解不暢矣，白濁如膏，痛稍止屢

通前陰作之氣不致，使之陷者舉之，試仿甘草[illegible]法

東洋參（焙各一分日晚）　蒸首烏（焙）　升麻（焙炒）下　炙黃芪三分　紫蘇[illegible]

炙草五分　南棗三個

清利下焦

右清利下焦

大生地　茯苓　生蘆根　淨銀花　草梢

赤芍　連翹　丹皮　海金砂

琥珀末

清利下焦

廿二

血淋

右　血淋而澀熱所致

炒當歸　丹參　萹蓄　茯苓　竹葉

赤芍　連翹　青皮　川萆薢

右　濕傷溺竅，砂淋延久，脾腹作痛，而復從補中益氣法

炙黨參　炙北芪　炒升麻（[illegible]）　炙柴胡　生甘草梢

炒當歸　青皮　炒川柏　左牡蠣

右　火毒敗精阻於溺竅，血淋帶濁，從豬腰泄肝湯合完

血淋　[illegible]

杖敷之

細生地　龍膽草　炒黄芩　黑山梔　青蒿

連翹　木通　澤瀉　牛膝　竹葉

右肝胃之氣不攝宜溫膽出反復延久宜黑歸脾出入

黑歸脾加　丹參　琥珀

去　木香八

右小溲膏淋反復脾虛兼陰

野料豆　茯苓　懷山藥　丹皮　炒川柏

炙知母　牛梢　炙螵蛸

大溼熱淋濁

細生地　茯苓　草梢　青皮　車前子

川萆薢　連翹

血淋　薊

熱毒

右清解熱毒

土茯苓　赤芍　連召　宣木瓜　淨銀花

白蘚皮　炒川柏　車前子

洗方

淨銀花　白芷　川大黃　生黃柏

右楊梅瘡乃肝胃兩經受之熱毒

大生地　青蒿　土茯苓　生桑枝　木瓜

熱毒　廿八

炒川柏　吳茱萸　白鮮皮　海金砂　琥珀末

右　火毒延久

大生地　黄芩　土茯苓　淨銀花　白鮮皮

連翹　生草　木瓜　炒當歸

孩　火毒下注左少腹赤腫，宜清利兼消法

炒當歸　木通　連翹　赤芍　淨銀花

天花粉　生升　丹皮　荊芍　黑料豆

右　火毒留於肺胃，口唇腐爛，身熱面腫，宜清解之

細生地　淨銀花　土茯苓　生草　白鮮皮

黑山梔　炒川柏　連翹　木通　元參

復診據述長孫之尾牙疳鼻宣加

黑料豆　鮮石斛　丹皮　車前子

熱毒　芝

養血

右 養血和陰

黑料豆 炒當歸 青皮 茯神 懷山藥

川杜仲 炙草 宣木瓜 生白芍

養血 卅帖

血熱

左脾經血熱手抖皮膚燥腫黄膿

大生地　麥冬　赤芍　胡黄連　紫草茸

丹皮　黑山梔　炒當歸　炒川柏

外用玉紅膏敷

血熱　卅九

血燥

右　陰虛血燥

西洋參　茯神　青蒿　生白芍　黑料豆

炙草　金石斛　玉竹　川杜仲

右　脾虛血燥

生白芍　黑料豆　茯苓　生草　丹皮

炒當歸　生棗仁　炒五味子　炒川柏　連翹

炙黨參

血燥　平

養陰

右 養陰清火

西洋參 麥冬 茯神 桑葉 川貝母

橘紅 生草 料豆衣 百合

右 脈細而數 陰虛肺熱 從育陰固本法

六味丸 萸肉 澤瀉 加

南沙參 麥冬 炙草 玉竹 百合

右 氣陰虛 從培補之

養陰 2

大熟地　茯神　懷山藥　丹皮　北沙參
麥冬　金斛　女貞子　炒白芍

右　久燒不退，肺氣不斂，之陰受傷，防變端。

黑料豆　北沙參　麥冬　玉竹　青蒿
干霍斛　地骨皮　赤芍　白薇　茯苓

隨診換方

六味去萸肉、澤瀉，加
西洋參　麥冬　五味子　炙鱉甲　炙知母

消渴

左 消渴延久，經至安前加味

大熟地五錢　麥冬三錢　玉竹三錢　生龜板五錢　干霍斛三錢

炙鱉三錢　天冬三錢　懷牛膝三錢

生石膏一兩

左 陰虛火灼，肺津日乾，宜滋陰清潤法

大熟地　丹參　生白芍　麥冬　干霍斛

玉竹　茯神　料豆衣　女貞子

消渴　四

右胃陰不足爲下消胃陽上升爲上下兩消爲患從陰以味

出入

陰以味加　生地根　干霍斛　麦冬　北五味

潤燥

左 潤燥潛陽

大生地　西洋參　麥冬　丹皮　柏子仁

炒歸身　淡蓯蓉　大麻仁　懷牛膝

左 暑風夾溼，溼化熱去，便艱，但從潤法

油當歸　瓜蔞仁　茯苓　柏子仁　郁李仁

炒通草　生艸　川牛膝　澤瀉

復診加　廣木香　生麥芽

潤燥　又之

右潤燥通幽

瓜蔞仁　炒只殼　桔梗　茯苓　炒通草

元明粉　大麻仁　油當歸

右大便解之不暢腹痛由熱之氣大而焦

炒當歸　赤芍　茯苓　廣皮　廣木香

炒香附　黑山梔　澤泄　生麥芽

右燥寒之熱發便閉腹脹風燥而焦

羊胃　穀加　秦艽　川加皮　炒只殼　炒[illegible]

氣鬱梅核

左陰虛陽升，胃不降，氣火上逆，喉間梅核阻塞，氣機不利，延久氣火交傷，清涼苦寒之劑過當，閉口以古崇之意，用通陽宣氣機爲主，尤當惟素有失紅遺洩等症，宜見攝并腎分治，早服通陽宣氣以治上，晚服滋水潛陽以治下，庶無偏勝。

高麗參 半　野白朮 子　吳茱萸 子　製香附 卞　青皮 之

五味子 廿

晚服滋水潛陽

氣鬱梅核

方

大熟地 三錢　懷山藥 二錢　茯神 二錢　炒川柏 一錢　鹽炒知母 一錢

左牡蠣 三錢　生桑枝 三錢　懷牛膝 二錢　丹皮 一錢

上安桂 一分　黑鉛 一塊

左　肝鬱血虛，氣火上逆，喉間梗梗，心悸自汗，脈細而弦，宜和陰鎮逆法

野料豆　生白芍　麥冬　干霍斛　金鈴子

女貞子　茯神　炙草　柏子仁

復診加　炒香附　川鬱金

呃

右胃气上逆而为呃

法半夏　陈皮　代赭石　金沸草　母丁香

茯苓　生草　白叩仁　制香附

呃

四方

嘔吐

左膜原之邪未清，脇動，厥陰之氣上逆，少腹攻衝作痛，痛連胸脘，嘔吐，從和中降逆法

二陳去　生草

加　母丁香　廣木香　生苡仁　淡吳萸

製川附　金鈴子　白叩仁　生穀芽

竈心土

嘔吐　又

氣火痰滯

右　氣火痰滯升而不降

瓜蔞皮　茯苓　金佛草　黑山梔　川連(吳萸炒)

冬瓜子　炒通草　炒竹茹　生白芍　川貝母

右　氣火擾亂上逆咽吞頭暈目從其降之

法半夏　陳皮　乾薑渣　川連　炒當歸

代赭石　金沸草　冬瓜子　生白芍　炒香附

白叩仁

氣火痰滯　見

紅樹山莊醫案卷

目錄

紅樹山莊醫案卷

歙葉昶著　　趙詠清謹錄

失音

右　肺欬聲音不揚

料豆衣　桑葉　杏仁　生草　牛蒡

淅貝母　茯苓　瓜蔞仁　紫菀　枇杷葉

復診加　炙升麻　桔梗

右　始由風熱襲肺欬嗽喉痛誤服涼劑補閉肺漸變瘖

失音　一

啞延三年，餘邪未愈，仿金匱失聲，以開手太陰

炙麻黄　生草　茯苓　法半夏　炙桑皮

陳皮　紫菀　叭杏仁　款冬

復診加　細辛　桔梗　去紫菀

右肺欬失音，冬令嘗甚，上熱下寒之質，從清上熱法

料豆衣　冬桑葉　橘絡衣　川貝母　叭杏仁

生苡仁　茯苓　紫菀

右風火鬱於會厭，聲音不揚，從清肅肺金法

料豆衣　茯苓　麥冬　桑葉　蟬蛻

貝母　生苡仁　白蘇皮

右風邪入肺失音欬嗽從開提法

炙麻黄　桔梗　生草　杏仁　桑葉

玉蘇子　料豆衣　通草　款冬

右症經百日氣血未能充復口鼻吸受風溫之邪寄於會

厭聲啞欬嗽發燒自汗喉炎食少納閱前所服諸方均見

防細辛麻黄等品以表之陽風寒之邪用生熟二地條芩元參

失音

二

濕水以治頗、而邪閉更甚不能出言殊未知治邪自汗最忌辛
温風邪未遠豈宜滋補所以諸方罔效急宜輕清宣降上焦
之邪以杜久閉延入虛怯
料豆衣　桑葉　茯苓　蟬蛻肚　青枝
生草　貝母　杏仁　牛蒡
復診加　炒穀芽　橘紅衣
右兩手脈皆細數病後傷陰、虛肺燥喉瘖失音暫以養陰治
頗、法

料豆衣　茯苓　麥冬　北條參　紫菀

百合　玉竹　川貝母

右

痰多失音肺經痰氣不利

瓜蔞皮　通草　川貝母　馬兜鈴　紫菀

橘紅衣　生米仁　枇杷葉

失音　又

失血

右脈弦而急肝鬱不和氣逆失紅

炒當歸 炒白芍 炒香附 丹參 茜草

茯苓 丹皮 麦冬

左肝熱失紅肝虛傷血

黑料豆 炒當歸 炒白芍 生苡仁 旱蓮草

茯苓 茜草 麦冬 丹參 懷山藥

炒扁豆

失血 四

右扶土治血

炙文党　炒當歸　炒白芍　茯苓　炙草

炒白朮　陳皮　炒扁豆　生苡仁　丹參

右肺欬動血

料豆衣　瓜蔞皮　麥冬　茯苓　川貝母

茜草　生苡仁　杏仁　枇杷葉

復診加　北沙參　玉竹　去　茜草

右養陰治血

野料豆　西洋參　麦冬　茯神　川貝母

玉竹　百合　丹參　枇杷葉

右　風邪已解失紅而復

细生地　西洋參　茯苓　旱蓮草　茜草

元參　玉竹　側柏葉　藕節

阿膠（蒲黄炒）

右　失紅已止脾胃兩虧

黑料豆　西洋參　麦冬　金石斛　茯苓

夫包　又

懷山藥　生苡仁　白扁豆　阿膠　紅棗

右　胃熱失紅

細生地　吳桑皮　丹皮　元參　丹參

赤芍　茯苓　炒芩　川貝母　甘草

右　肺熱失紅

北沙參　麥冬　茯苓　川貝母　生苡仁

欵冬　玉竹　紫菀　蒸百部

右

右脈數急肺陰受傷嗆欬失紅復發發熱移包神餘

氣從營有內損之變 宜以早治

北沙參 麥冬 天冬 丹皮 炙鱉甲

地骨皮 茯神 川貝母

左 木火刑金 失血后復 脈弦痰多 從清降法

大生地 茯苓 干霍斛 川貝母 生白芍

旱蓮草 野料豆 丹皮 麥冬

左 木火刑金 失紅后復 從滋水涵肝法

大熟地 北沙參 茯苓 麥冬 丹皮

失血 六

生地　懷山藥　左牡蠣　生龜板　阿膠

右外感觸動宿恙失紅痰嗽黄燒潮赤脈右急數泛稚清

法難任表散

料豆衣　茯苓　丹皮　南沙參　桑葉

貝母　炒芩

右木火刑金迫血上溢

秦當歸　南沙參　料豆衣　生地　丹參

麥冬　茯苓　桑葉　干霍斛

右 脉症合参，水不涵肝，肝木生火，火刑於金，金水失其相生，是以欬痰失紅，復胸脇氣機不利，胃液不足，擬滋水涵肝，佐以清肺

大熟地 茯神 懷山藥 西洋參 麥冬
川貝母 玉竹 百合 干霍斛 生女貞子
五味子

右 失血盈盈而復不已，欬嗽發熱，脉亂，防暴湧

大生地 麥冬 茯苓 丹皮 黑料豆

失血 七

旱蓮草　紫菀　炒蒲黄　南沙參　藕節

右早年虛陰失血過多，真陰受虧，陰虛生內熱，經月往午後入夜尤甚，脈右急數，惟有扶陰一法，若堪挽回，近日納少口

法宜滋陰中佐以養胃

六味去　萸肉　澤瀉

加　麥冬　懷牛膝　川貝母　白前

北沙參　生蘆根　阿膠　秋石

肺欬失血

右　養陰清血

西洋參　麥冬　玉竹　百合　川貝母

茯神　野料豆　丹參　枇杷葉

右　肺欬動紅

料豆衣　麥冬　茯苓　茜草　川貝母

生薏仁　叭杏仁　瓜蔞仁　枇杷葉

須診加　北沙參　玉竹　去　茜草

肺欬失血　八

右脈細而數，肺胃陰虛，失紅遺精之後，嗆欬延久，傷營陰，止欬以杜中損。

野料豆　茯神　懷山藥　丹皮　北沙參
麥冬　五味子　玉竹　百合

左肝鬱傷陰，右肺燥，久欬失紅之後，寒熱互作，脈細弦而數，法滋陰潤燥，以杜延入虛損之途。

野料豆　茯苓　懷山藥　丹皮　北沙參
炒白芍　川貝母　冬瓜子　紫菀

左脉左弦急右虚数失红反复咳痰痰多腰痠夜寐不安恙由肺胃两伤久虚不复势已成损守过春分大节不生枝节再商附方 高明酌之

大熟地 茯神 怀膝 五味子 麦冬
紫菀 百合 玉竹 川贝母

左脉数失红咳嗽延久声嘶不扬纳谷艰运大便溏泄脾肺已损 高明酌之

南沙参 麦冬 茯神 紫菀 川贝母

肺咳失红

九

叭杏仁 懷山藥 炒扁豆 百合 玉竹
白芨
右肺破失血宜清潤之
瓜蔞皮 臭椿皮 料豆衣 麥冬 元參
炒芩 黑山梔 蒸百部 生苡仁
右肺傷久破失血身瘦
炒當歸 麥冬 料豆衣 丹參 紫菀
茜草 丹皮 川貝母 茯苓 生苡仁

藕節

左 兩手脈皆細數，乃陰虛久欬失紅，黃熱防入損途，宜請高明手治

北沙參 麥冬 百合 料豆衣 生苡仁

紫菀 丹皮 川貝母 玉竹

左（其六） 據述病情，陰虛肺熱，痰紅雖復，足冷顴赤，欲食大減，浮陽衝逆於上，苦寒有礙，溫燥又慮灼陰，擬扶土生金，佐以清潤，仍慎息靜養，附方酌之

肺欬失血 十

料豆衣　茯苓　懷山藥　金石斛　麥冬
炒白芍　南沙參　川貝母　懷牛膝

右聲嘶欬嗽失紅脈右寸急肺陰受傷宜養陰止欬

野料豆　北沙參　麥冬　蒸百部　紫菀
馬兜鈴　茯苓　川貝母

右入春以來失紅至後午後神倦足痠喉癢嚨乾痰多嗆咳痰稠右脈急數右脈虛急肺腎真陰不足從滋水法

大生地　麥冬　天冬　炙龜板　茯神

北五味　玉竹　炒棗仁　懷牛膝　懷山藥

右據述病情細細揣擬水竭火升龍雷無制擬滋水以制之苦

於脾胃薄弱滋潤兩難故擬五陰煎

大熟地　懷山藥　炒扁豆　北五味　東洋參

麥冬　炒白朮　生白芍　茯神　炙草

水中金　白蓮子

復診據述腹痛日夜不寧脾虛之候

加　冬瓜子　去　麥冬

肺熱失血　士

左脈細而數，失紅之後，嗆咳痰多，蓋緣未治，肺陰受傷，聲音不揚，恐有內損之虞，宜仍藥之。

野料豆　茯神　麥冬　北沙參　川貝母

紫菀　杏仁　玉竹　百合

左脈右細左數，失紅嗆咳，延久不已，肺胃真陰兩虧，咳劇作嘔汗出，從金水兩固之，參大甲在延防暴湯。

大熟地　茯神　懷山藥　北沙參　麥冬

北五味　玉竹　百合　川貝母

左　本質陰虧陽亢，水不制火，火炎於上，升而不潛。脈左弦右急，治宜滋水以制火，陽亢宜候汛後再商。

大熟地　麥冬　生白芍　生龜板　左牡蠣

茯神　懷牛膝　潼沙苑

左　脈左細右數，陰虧肺熱，失紅之後，嗆咳不已，聲啞，以養陰保肺法。

診再進滋補以杜入損

野料豆　茯神（参）　懷山藥　北沙參　乾霍斛

川貝母　杏仁　紫菀　百合

肺絡失血　生

右脉右寸虛弦頗陰虧肺燥素有失紅肚內患漏漏已止
潰敷處宜養陰清金主治

野料豆　茯神　麥冬　川貝母　北沙參
炒糯米　生草　玉竹　紫菀

右據述病情去夏陡然失紅氣喘欬嗽痰內夾紅微寒微熱
間或喉作癢得以悸陰虛肺燥宜養陰止欬以杜內損

大生地　茯神　麥冬　杏仁　北沙參
川貝母　千萆薢　百合　紫菀　炒牛旁子

左脈弦而數，木火刑金，金失清肅，咳嗽失紅，延久寒燒而作，經行紫色，血虛血熱所致，宜平調治，杜入損。

大熟地　茯神　懷山藥　丹皮　北沙參

麥冬　川貝母　紫菀　丹參　百合

地骨皮　生穀芽　阿膠

左脈細而數，久咳失紅，氣分蘊熱，咳劇納穀減少，脈症合參，肺陰已虛，防入怯途。

擬方　麥冬　丹皮　茯神　川貝母

肺咳失血　青

炙草　北沙參　百合　懷山藥　紫菀

右脈左細弦右寸細急陰虛肺燥火炎於上痰紅從養陰法

黑料豆　北沙參　炙桑皮　丹皮　川貝母

茯苓　麥冬　女貞子　玉竹

右脈右寸虛數失紅後久痰多形瘦氣急肺胃真陰不足而損之漸

大熟地　茯神　懷山藥　川貝母　紫菀

五味子　百合　玉竹　北沙參

右

脉右弦，属阴虚肺燥，失红咳嗽发热，恐有燥原之变

大熟地　北条参　麦冬　怀山药

百合　玉竹　女贞子　紫菀

右

脉虚而急，阴虚肺热，失红久咳之后，议养阴止咳主治

北条参　麦冬　川贝母　茯苓　杏仁

桑叶　紫菀　百合

右

失红之后，呛咳之后，脉右虚急，议宜养阴止咳，以杜入损

料豆衣　北条参　麦冬　款冬　玉竹

肺咳失血　可

川貝母　旱蓮草　紫菀　杏仁

左　脉細不鼓，始由氣滯傷脾，脾腸腹脹，延久木克金，失清肅之令，聲不揚，喉間氣機不利，咳痰帶紅，脾肺皆病，防入怯途。立春大節在邇，恐其加劇。

野料豆　北條參　川貝母　千葉解　百合

茯神　紫菀　麥冬　女貞子

復診加　玉竹　冬蟲夏草

左　久咳失紅，聲音嘶啞，納谷腸鳴，便溏，兩寸脉皆虚細，脾

肺雨虧以補土生金以杜損

米炒
潞黨參　茯神　懷山藥　野料豆　冬瓜子

川貝母　百合　白扁豆　北杏仁

右脈弦而數木火刑金欬嗽失紅

野料豆　川貝母　茯神　紫菀　北條參

麥冬　懷山藥　炒白芍

右

土不生金失清肅久欬痰紅汗多脾肺兩虛所致

米炒
西黨參　白扁豆　懷山藥　炒苡仁　百合

肺欬失血　青

叭杏仁　左牡蠣　川貝母

復診加　麥冬　款冬

左久嗽失紅聲音不揚喉嚨作癢便泄之前腹脹少神自

上損下過損脾胃越人且畧過之草木焉能挽回枯損之陰庶

大熟地　蒸白朮　懷山藥　炒扁豆　北五味

茯神　百合　炙草　炒冬瓜子

湘蓮肉

勞傷失血

左　勞傷失紅咳嗽

炒當歸　麥冬　丹參　茯苓　甘草

炒苡仁　款冬　杏仁　蒸百部

勞傷失血　其

清金止欬

左 咳欬無度，夜尤甚，肺陰不足，清潤以止之

料豆衣　生桑葉　川貝母　百部　麥冬

紫菀　茯苓　生苡仁　南沙參

左 燥邪襲肺，欬夜甚，右脉急，從清金法

料豆衣　冬桑葉　杏仁泥　瓜蔞仁　紫菀

貝母　橘紅衣　茯苓

左 肺燥咳欬無度，從清潤法

清金止欬

支

料豆衣　麦冬　南沙参　藿石斛　紫菀

叭杏仁　甜杏仁　冬桑葉　川貝母

右肺欬喉痛失音声脉数欬嗽自汗宜從養陰清金法以杜

入損

料豆衣　藿石斛　桑葉　貝母　甜杏皮

茯苓　紫菀　南沙参　甘草

復診加　茯神　左牡蠣　玉竹

去　茯苓　甘草

右 清金止嗽

南沙參 茯苓 橘紅衣 麥冬 生苡仁

杏仁 款冬 川貝母 生草

清金止嗽

十六

肺熱咳嗽

左　肺熱頓咳

炒葶藶　炙桑皮　生苡仁　青黛　淅貝母

通草　白前　元參

右　風火襲肺咳嗽

粉丹皮　淅貝母　冬桑葉　茯苓　赤芍

炒芩　菊花　枇杷葉

右　体虛受風咳劇怯寒擬予輕解

肺熱咳嗽　夫

南沙參　桑葉　蟬蛻肚　生苡仁　川貝母
生草　茯神　料豆衣　紫菀

左
背俞作脹，左乳旁痛，嗽痰味臭，脈左弦右急，肝肺蘊熱所致

瓜蔞仁　桑皮　川貝母　生苡仁　紫菀
茯苓　丹皮　甜葶藶　麥冬
紅棗　活水蘆根　枇杷葉

養陰止欬

左 久欬不已，夹以肝鬱傷陰，虚肺燥失红，脉左弦右急，宜養陰止欬，以杜入損。

南沙参 麦冬 茯神 料豆衣 玉竹

杏仁泥 生草 紫菀

復診加 女貞子 馬兜鈴

左 諸瘧以陰虚肺欬極甚，汗多不思飲食，脉细而虚，宜養陰止欬法。

養陰止欬

二十

南沙參 麥冬 玉竹 紫菀 川貝母

杏仁 左牡蠣 茯神 甘草

右脈數欬嗽肺陰受傷寒熱互作肌膚日瘦從養陰保肺

北沙參 茯神 懷山藥 料豆衣 丹皮

川貝母 玉竹 麥冬

女

麻後久欬發熱頭暈氣急肺陰受傷

北沙參 麥冬 料豆衣 茯神 懷山藥

川杏仁 甘草 橘紅衣 炒白芍

復診加　女貞子　金石斛

右養陰止欬

南沙參　茯神　橘紅衣　叭杏仁　百合

紫菀　馬兜鈴　川貝母

右火鬱傷陰、虛肺燥欬嗆痰腥氣急防變肺痿

北条參　玉竹　麥冬　川貝母　叭杏仁

紫菀　白芨　炙草　左牡蠣　天冬

百合　茯神

養陰止欬

廿七

右右寸細數右寸急數失經之後欬嗽延久肺胃液傷不
思納食防胃敗生喘

野料豆　北沙參　桔梗　川貝母　百合

炙草　炒麥冬　十大解　枇杷葉

右右關大吐血後復感秋燥，肺欬延久咽喉作痛，乃裡背燥
劫血氣逆肺陰受傷，宜養陰益氣以杜喘損

野料豆　北沙參　川貝母　茯苓　紫菀

百合　玉竹　女貞子　丹皮

左脉左虛細右寸空數乏神肺氣大虧食少神倦夕不安寐

真陰已涸從肺胃兩圖

野料豆　青蒿　北沙參　川貝母　北五味

百合　玉竹　金石斛

燕窩　冬蟲夏草

左脉弦虛數肝鬱傷陰陰虛肺熱迫血上溢致咳嗽寒熱乳部

結核未潰延久形瘦乏力最恐損怯之變議從養陰止嗽之

春大節至迩防變端

養陰止嗽　廿三

野料豆　茯神　丹皮　麦冬　百合

川貝母　五味子　北沙參

右兩手脉均細數，久欬傷陰，虛肺之氣不足，形瘦，治宜養陰

益氣主之。百日忌大節，生冷當防，加病。

野料豆　北沙參　叭杏仁　麦冬　炙草

川貝母　玉竹　款冬　百合

右脉左虛數，右手尤甚，肺陰受傷，久欬痰多，形瘦乏力，慎

恐肺損，宜遠燥，勿受風寒乃吉。

野料豆　茯神　吴神　川貝母　叭杏仁

南沙參　百合　玉竹　紫菀　麥冬

冬蟲夏草

左脉虚弦數甚，由陰虚肺熱熾，嗽痰帶紅，頻數頻止（近又多）

金最畏肺熱葉焦之虞，宜從養陰抑陽清肅肺金為治

野料豆　茯苓　南沙參　麥冬

川貝母　冬桑葉　紫菀　蒸百部　天冬

叭杏仁

養陰止嗽　芝

右脉虚急数，肺胃两伤，咳嗽气急，肛门坠漏，内损已成。

野料豆　茯神　怀山药　川贝母　百合

玉竹　麦冬　紫菀　五味子　桑叶

右脉弦而急，阴虚肺燥，咳剧喉哑，午后发热，浑身作疼，肺胃阴虚，宜养阴止咳，佐以解胃。

野料豆　北沙参　茯神　丹皮　麦冬

怀山药　金石斛　川贝母　生谷芽　冬瓜子

右撮述病情，肝脾虚之，经脉不和，心脾亏之，肺失清肃，由来久美近今腿痛腰疼徹夜不寐氣疼心慌出汗發暈口苦腹脹左足斷而短足跟背微浮氣短吐紅復加感冒新來痰又聲音不揚欬嗽痰壅兩脇舌苔灰黃舌中尖燥標補難兩顧擬急治之法先以清肺止欬之痰稍静再進治本之方能復見新

祈請高明酌之

南沙參　麥冬　川貝母　冬桑葉　北杏仁

茯神　紫菀　生苡仁　枇杷葉

又

後服午前

養陰止欬

另

大熟地四　茯神二　懷山藥三　麥冬二　西洋參三
炒當歸二　懷牛膝二　川杜仲二　木瓜二　夜交藤三
炙草一　陳阿膠三　雞血藤膏三
右脉數欬嗽聲音不揚，今歲少陰君火司天，最怕火刑於金，
金枯水竭，燎原之勢。
大生地　麥冬　玉竹　杏仁　懷牛膝
炙龜板　南燭子　百合　女貞子
診後加　訶子　元參

右滋水生金

大熟地　茯神　懷山藥　丹皮　北沙參

麥冬　玉竹　天門冬　川貝母　枇杷葉

復診加　女貞子　懷牛膝　生蛤殼

又膏方

大熟地兩　麥冬兩　懷牛膝兩　潼沙苑三兩　大生地兩

北沙參三兩　天冬兩　玉竹兩　百合兩　川貝母三兩

生蛤殼二兩　女貞子兩　枇杷葉兩

養陰止嗽　膏

右藥熬出厚汁去渣再將川貝研末攪入白蜜二兩收膏

右脉細而數火旺傷陰陰傷陽實熱乃作動則氣急嗽有紅痰易復宜早調治否則延入損途

大熟地　茯神　懷山藥　丹皮　北沙參

麥冬　川貝母　五味子　女貞子

右脉細而數肺腎真陰兩損致痰氣飲之力不息納谷有至

大節在邇防汗脫勉擬一方以質高明

大熟地　茯神　懷山藥　丹皮　北沙參

百合　五味子　麥冬　川貝母

左本質肝鬱傷陰，木火燥熱，迫血上溢，血頓止而寒熱自作，夜不安寐，欬嗽痰少，諸症更劇，現在氣逆上衝，胃脘室塞作痛，痰不滑利，心燒作燥，間或口渴，喉痛，氣逆作嗆，咳從之，病傷肝脾肺三陰之虧，不能一氣化源，經云五藏皆虧，病及陽明，宜滋苗灌根，以杜入怯。

大熟地　茯苓　懷山藥　丹皮　南沙參

麥冬　天冬　元參　左牡蠣　川貝母

艾

四玄金　枇杷葉

右關脉虚弦數肝脾肺之陰大虧土金水失生化源失红頰赤

内熱久咳陣身疼苦衛原斷耗最怕延久怯

大熟地　茯神　南沙參　炙知母　天冬

炒柏　女貞子　地骨皮　炒龜板

脾肺氣虛

右 久咳氣急 脾肺氣虛

炙黨 炒於朮 茯苓 炙草 陳皮

款冬 生苡仁 叭杏仁 法半夏

右 脾肺氣虛

宜加 款冬 叭杏仁 川貝母 生苡仁

燕窩

右 久咳脾肺氣虛 肺衛兩消 呂少之方 [illegible]六君加味仿[illegible]丸

脾肺氣虛 晁

生金之源以杜生喘

玄參加　款冬　川貝母　川杏仁

橘絡加　炒當歸　野料豆　海桴皮

右脾肺之虛欬痰多見血經失紅泛擬培土生金法以杜氣喘

炙黃芪　茯苓　料豆衣　炙草　川杏仁

款冬　川貝母　玉竹　紫菀

右久欬之氣急大便溏神倦言乏力脾肺之虛從六君子湯加減

養正

六月加　鈎藤　丹參　炒當歸

左　久欬脉細急脾肺有熱

吳霜　麥冬　川貝母　光杏仁　料豆衣

茯苓　橘絡　炙甘草　懷山藥

左　脾肺之虛欬瘥有復

六月加　鈎藤　料豆衣　光杏仁

左　之至欬瘥兩載脉細伊之神氣急之力脾肺之氣虛春分大節

在邇防喘脫

脾肺之虛　方

東洋參　麦冬　云苓　五味子　茯神

玉竹　懷山药　紫菀　川貝母

右脉虚而细咳嗽不止大便下血肝内作胀肺气不足從其氣

止嗽主之

吳雲霓　茯苓　炒當歸　青皮　吳茱萸

川貝母　料豆衣　紫菀　款冬

右脾肺气虚咳痰多汗

吳雲霓　左牡蠣　川貝母　云苓　青皮

玉竹　北沙參　紫菀　茯苓　吴[illegible]

右寸關大數，虛熱汗多，脾肺兩虚，急宜培土益氣以杜入損。

吴雨亮　炒扁豆　炒苡仁　川貝母　左牡蠣

懷山藥　叭杏仁　石斛　玉竹　款冬

左六古稀大年，喘咳發甚，脈右而急，肺胃真氣不足，仿金水六君加入納氣之品。

大熟地　東洋參　茯苓　甘枸杞　法半夏

脾肺氣虚　[illegible]

炒當歸　兔絲餅　炒白朮　橘紅衣　炙草

蛤蚧末

左脉細而右甚得欬嗽久胸背作痛脾肺已虛

六君加　炒當歸　款冬　叭杏仁

右尺欬嗆嘔欬劇發熱潮寒發燒脉左而弦甚經年經瘧

進春陰清金不應擬將土生金一法經云五臟皆令人欬非獨

肺也

六君子　白朮　加　生苡仁

懷山藥　炒扁豆　叭杏仁

右欬經旬復手心發熱脾肺陰傷

製首烏　懷山藥　麥冬　紫菀　茯苓

川貝母　北沙參　丹皮

右清氣不升濁氣上逆致痰氣壅滯於胸喘促頻發呼吸不

利咳出膿痰得淺降氣喘促好年夫脾爲生痰之源肺爲貯

痰之器肺爲臟腑之華蓋主持諸氣患經十載方用芳降

欬痰不効茲擬標本同治痰不欬欬痰而痰有降升清以降氣

脾肺之虛　卅

不降氣而氣自平清升濁降胃氣自復春而見之病何病也

異功加　北杏仁　紫菀　玉竹　白扁豆

右脾肺氣虚欬經日復脉虚而細法補土止欬主治

六君加　北杏仁　紫菀　玉竹　白扁豆

右脾肺氣虚欬經日復脉虚而細法補土止欬主治

六君加　紫菀　款冬　杏仁　川貝母

橘紅衣

右脾肺氣虚喘欬多年

炒白朮　炒西黨　橘紅衣　叭杏仁　茯苓
炙草　法半夏　款冬　玉蘇子
右培土斂陰以治欬痰
炙西黨　茯苓　懷山藥　麥冬　紫菀
川貝母　款冬　叭杏仁　野料豆　百合
右脾虛咳痰
另加　炒當歸　炒苡仁

脾肺氣虛　卅七

溫牛錢錢疾

右　據述背寒發熱欬嗽延年久從甘溫和營主之

製首烏　法半夏　炒當歸　橘紅衣　炙草

炙柴胡　炙黨參　甘枸杞

煨姜　紅棗

右　溫牛錢錢疾

製附子　淡乾姜　茯苓　生草　玉蘇子

海浮石　杏仁　白芥子　砂仁

溫牛錢錢疾　廿二

痰喘欬嗽

左脈左細右急，肺胃兩虧，水泛為痰，痰喘夜劇，大便不攝，氣不固也，仿金水六君。

大熟地　炙黃芪　炒白朮　炙草　陳皮

法夏　茯苓　炒歸身　兔絲子　北五味

右袪痰燥濕，佐以和胃。

歸芍異功　加　生苡仁　法半夏

桂元　紅棗

痰喘欬嗽

[illegible]

右肺腎兩虧水泛為痰脾陽虚弱運化失權從金水六君加味主治

大熟地　炙西党　炒冬术　茯苓　橘红衣

法半夏　炙草　炒當歸　甘枸杞

右金寒水泛咳嗽痰多經脈不和從金水六君加味

大熟地　炙西党　炒冬术　炒歸身　橘红衣

茯苓　麥冬　法半夏　續斷　川杜仲

甘枸杞　菟絲子　龜板膠　鹿角膠

右脉左虛細，右寸虛急，金水不能相生，喘欬延久，法金水交生治

大熟地　炒當歸　麥冬　吴萸　甘枸杞

炙草　雲紅皮　款冬　法半夏

右脉沉濡滑，肺腎虛寒之質，欬嗽延久，寒飲留戀，傷陰液，氣以下注膀胱，痰涎上泛，窒塞喉間，從右少腹衝上，紅痰頻發，脊背畏風，刻值夏令火克，權宜從養陰保肺，扶土生金為治

大熟地　茯苓　南沙參　冬桑葉　川貝母

百合　蒸百部　乾霍斛　生草　陳皮

痰喘欬嗽　　荀

法半夏　紫菀

右元陽不固水泛爲痰，且金水交病，加味金水交加，甘杞枸杞。已戰天

紫石胡桃

瘧

左　瘧邪膜外

二陳加　炒當歸　川芎　製香附　陳青皮

浙貝母　蒲公英　生甘草

左　數瘧項腫

陳青皮　蒲公英　炒當歸　川芎　海藻

浙貝母　法半夏　橘紅衣　白芷　製香附

左　心脾鬱熱瘧火橫逆

瘧　荷

大生地　麥冬　木通　生白芍　元參
橘紅衣　茯神　川連　川玉金　竹瀝　姜汁
須診加　石菖蒲　川貝母

左脉左弦右弱，肝脾不調，痰氣壅塞，致令腹左有塊。已起諸醫寒熱攻補紛紛雜投，未中病情，所以年致。擬祛痰調氣，十劑可愈。

二陳加　川鬱金　製香附　白叩仁　炒歸身
炒白芍

左肺欬氣閉

二陳加　款冬花　玉蘇子　叭杏仁　川貝母
生苡仁

左　脉濡而滑，肺欬痰氣不利，喘促氣不接續，擬以二陳加味
二陳加　杏仁　川貝母　玉蘇子　炒苡仁
款冬花

左　欬嗽經旬，着枕嗆咳作乾，法擬清肅痰主治
瓜蔞霜　桑皮　杏仁　款冬花　玉蘇子
橘紅衣　生苡仁　茯苓　料豆衣

痰　卅八

右欬痰气急右乳旁漫腫皮色如常乃痰气凝结所致

二陳加　白芥子　玉蘇子　杏仁　海浮石

昆布

痰飲

右　脾陽痰飲泛　蒼白二陳法

蒼白二陳　加生苡仁　玉蘇子　叭杏仁　淡乾薑

紅棗

右　欬嗽喘氣延久肺胃痰氣上升所致

二陳去　生草　加　玉蘇子

金沸草　款冬　辰安辰　苦杏仁

痰飲　艾

喘

右 高喘從起於卯年頻發漸甚寒熱互作兩年縣閉神識不清大都由寒溼襲入肺絡痹遏痰戀喘猶未已仿青龍湯意急治其標天癸一度經後再議

炙麻黃 炙甘草 炒白芍 細辛 法半夏

五味子 淡乾薑 茯苓 杏仁 桂枝

喘 卅八

咳嗽

右 咳嗽頻甚痰頗多患

法半夏 橘紅衣 玉蘇子 金沸草 料豆衣

生苡仁 苦杏仁

右 欬嗽氣哮風寒襲肺

炙麻黃 橘紅衣 法半夏 茯苓 玉蘇子

苦梗 苦杏仁 生草 蟬蛻

右 咳嗽頻甚由肺經痰氣窒塞擬二陳湯加味

咳嗽 卅九

二陳三子湯加　叭杏仁　將[illegible]

風温咳嗽

右 冬温寒燒咳痰多膿脈浮而數邪閉肺胃防變端

葛根 桔梗 桑葉 杏仁 瓜蔞皮仁

貝母 白前 炒芩

右 病從風寒發於肺氣閉咳嗽兼以瘧疾胸悶而費故以開提

温瘧

炙升麻 桔梗 厚朴 杏仁 橘紅衣

牛蒡 桑葉 玉蘇子 蟬蛻

風温咳嗽 四十

右　風溫欬嗆　大便結解　脈來寸急　溫清宣之

瓜蔞皮　茯苓　桑皮　生苡仁　枳殼

橘紅衣　料豆衣　貝母　杏仁

清水蘆根

右　風溫伏肺　欬嗽骨熱

前胡　赤芍　橘紅衣　牛蒡　桑葉

杏仁　菊花　蟬蛻　生草

右　六脈純陰　本質上熱下寒　加以風溫襲肺　失於清解　致

肺气上逆喘咳，剧痰常白黏，不能平卧，治以轻清肺金，佐以
宣畅气机，滋补不宜

料豆衣　杏仁　桑白皮　生苡仁　冬桑叶
橘红衣　白芥子　茯苓

痰
风邪夹滞，蒸烧腹痛，便泄，咳嗽，泻疏，道之

前胡　牛蒡　防风　桔梗　生草
荆芥　蝉蜕　杏仁　炒曲

右
风温咳嗽，大便溏解，脉右寸急，治轻清法

风温咳嗽

②

陳皮　茯苓　生苡米　杏仁　款冬

桑皮　橘紅衣　料豆衣　貝母

蘆豎根

左　踈風祛痰佐以和中

橘紅衣　桑葉　生草　杏仁　桔梗

炒神麴　法半夏　蟬蛻　玉蘇子

咳嗽

右 咳久肺氣受傷夫感溫邪咳引脇痛汗出寒熱
從清宣法
瓜蔞皮錢 淅貝母錢 炒芩錢 桑葉皮錢 光杏仁錢
橘紅衣錢 白前錢 生苡仁錢 黑山栀錢

右 失血後加溫邪咳嗽引痛寒熱互作從宣肺法
桑葉皮錢 白前錢 光杏仁錢 降香錢 瓜蔞仁皮錢

咳嗽

炒芩錢　前胡錢　川貝母錢　葶藶錢

加蘆根錢　赤芍錢　連翹錢去　蟬退下

按熱入脾胃陰傷熱止夫感風溫犯肺經受紫黃燒咳嗽

鼻乾氣清用養陰輕宣法燒退咳嗽鼻流青涕肺氣通

耳氣熱痰閉閉之處此症已虧夫標若急服固正安撫臟腑

神必當錮若急服去邪藥用辛散陰必更傷正神遂強

前後心靈不敏正撫咳嗽亦因苦寒傷熱致不能止往傷脾

胃之陽反損腸夫使得寒未痛症矣

野料豆　瓜蔞仁皮　白蒺藜　金釵斛　桑皮

白前　浙貝母　苦杏仁　枇杷葉去毛

右久咳起于三年前因觸熱刺又腹痛溼濁宜舒鬱法

料豆衣 錢　苦杏仁錢　橘白衣八　桑皮八　通草九

生苡仁三錢　瓜蔞仁皮錢　玉金錢　白前八

加金鈴子錢　元胡索錢　生香附錢

右溼鬱久肺　背疼濁鬱脇痛去年冬苦甚汗急清宣泄熱

葛根錢　炒黃芩錢　杏仁三錢　瓜蔞仁皮三錢　黑山梔錢

頻咳

淅貝錢　桑皮錢　炙知母錢　赤芍錢　生石膏錢

加白前分　淡竹葉分　連翹錢

右咳病原患因產後而致，初則感受風邪，風傷于肺，肺失清肅，每逢冬令致發，產後血虛，骨蒸難宜而用補肺

料豆衣錢　阿膠蛤粉炒錢　橘紅衣分　白前分　貝母錢

炙蘇子八分（降氣開鬱治喉之喘）　桑皮錢　杏仁錢　生薏仁錢　枇杷葉錢

右脈細急而數，長降昔因跌撲，復感秋燥，失紅微欬，從清肅肺金法

料豆衣 三 炙知母 二 丹參 三 炙桑皮 二 炒苓子
生苡仁 三 炙桑皮 二 川貝母 二 鮮枇杷葉 三 片
加白前 一 杏仁泥 三 枳殼 三
右 脾陰受傷 膚熱腹脹足腫嗆咳
黑料豆 三 通草 二 冬瓜子 三 赤茯苓 三 黃連 二
桑皮 二 丹皮 三 扁豆 二 杏仁 二
加麥冬 二 金釵斛 二
右 脈急數久小便不禁 肺為水源 肺失清肅所致
欬嗽

桑皮　知母（皮仁）　淅貝　杏仁　黑山梔

炒芩　知母　升麻　丹皮

左　風熱襲肺失紅欬嗽

知母皮各　貝母各　黑山梔各　冬桑葉皮各　湯白前下

藕節各　丹元參好　炒芩子

右肺絡則氣亂氣宣循度失常，營怯之症，章以挽回肺絡，汗出常多，咳又加之寒熱，胸悶而竄，便泄，徑輔正佐以止欬，全憑保養之處言之，切再大意

野料豆　川貝母　茯神　西洋參　杏仁泥

懷山藥　麥冬　蒸百部　冬瓜子　金釵斛

燕窩屑　加金福玉　款冬花

右嗽欬宿恙未成風溫欬痰不暢氣築防痰悶

葛根　炒芩　前胡　赤芍　炙知母

馬兜鈴　連召　黑山梔　浙貝母　杏仁泥

蘆根　石羔

欬嗽

養陰止欬

左　熱久傷陰，須加陰虧，欬嗽發燒，大病愈後，肺胃之陰未復。按肺主皮毛，胃主肌肉，主束筋骨而利機關，令伸縮自如。筋骨之病，右胯臼腫不痛，非瘍非傷，腫延半載，治當清養肺胃之陰，陰復其腫自消，萬勿輕信外治，療之不利，宜予益陰。

野料豆　北條參　丹皮　麥冬　生苡仁

川貝母　石斛　茯苓　叭杏仁

左　每逢冬燥輒發欬喘，此陰熱壓於肺絡，秋風乍落觸動。

養陰止欬

肺熱非寒痰也未雨綢繆當以養陰清肅法以杜風熱復萌

野料豆　麥冬　瓜蔞皮仁　生薏仁　淅貝母

白前　北條參　桑皮　丹皮

苦杏仁　枇杷葉

右陰虛愈後咳嗽素虛每肝脾受傷第多勞月事不來

誤認爲虛症補之熱上熏肺胃失宣咳嗽熱久陰陽兩傷聲嘶

側臥晨冷晡熱腹痛汗多脾肺俱損已入怯途草木難以奏功

野料豆　白丹皮　川貝母　北條參　茯神

北杏仁　麥冬　淮山藥　蒸百部　金斛
炒冬瓜子

症虛極幾損，幸脈未散，前用扶土生金法已效，當無異，防成怯，
加保養，勿令情之須力也。

野料豆　茯苓　杏仁泥　西洋參　橘紅衣
款冬花　懷山藥　川貝母　炙紫菀　丹皮
蒸百部　枇杷葉
加　台黨　麥冬　穭麥　金斛

春陰止欬

左脈細急，猶因風邪入肺，誤食辛熱，致灼肺陰，咳嗽帶血致久，肺氣受傷，側卧乏力，色㿠白，汗出，五心煩熱，夜不安眠，宜滋養陰清肅法，久防成怯。

野料豆三錢　貝母一錢　北條參三錢　麥冬一錢　杏仁泥三錢

吳桑皮二錢　丹皮二錢　生苡仁三錢　茯苓一錢　茯神三錢　百部一錢

雪梨膏一兩　枇杷葉膏一兩

右尖紅，又復肺陰受傷，致咳嗽氣促，寔熱色黄，側卧，宜養陰清肅法。

野料豆三錢　川貝母二錢　白前一錢　麥冬二錢　叭杏仁三錢

茯苓二錢　丹皮二錢　知母一錢　生草五分　沙參

右脉細弦肝鬱已久面有華色鼻赤咽紅乾燥喜飲涼水

喜飲涼水聲嘶欬嗽此乃木火之氣衝于肺當以養陰舒鬱為主

治痰瘀欬從未治

野料豆　丹皮　蒸百部　金釵斛　炙桑皮

地骨皮霜　元丹參　川貝母　北秦泥　枇杷葉每分沖梨汁一杯

苦桔梗　養陰止欬

右　形質怯質，前因撲跌，以後患失紅，繼則欬嗽，此肺絡震動
所傷。今欬後見減，係欬止再服此方，本非虛症，誤用峻補，致阻肺絡
氣機，作病而成真病矣。脉象微急，虛紅此有浮熱。
黑料豆三錢　金釵斛二錢　茯苓二錢　北條參一錢　千百合一錢
懷山藥二錢　麥冬二錢　玉竹二錢　生苡仁三錢
右　脉數，欬久肺胃受傷，氣弱面皖白，側臥，夜不安寐，欬痰息
黃汗出，宜養陰益氣法，佐以止欬，恃逢冬慮，夜前則甚。
野料豆　北條參　川貝　百合（部）　玉竹

茯神　麦冬　紫菀　淮山药　款冬花

養陰止嗽

結胸

幼孩風溫入肺，失于清宣，溫鬱化熱，熱灼于肺，燒結自半，左手紋紫，唇燥舌心灰，胸前高突，証為結胸，大便失常，小便不利，病在上焦，肺結氣分，用輕可去實，開通手太陰法。

馬兜鈴　瓜蔞皮　淡豆豉　白通草　桑白皮

黑山梔　生薏仁　苦杏仁　浙貝母

孩溫熱症發兩日，紋紫，胸突，大便失常，小便不利，哭不出聲，滌痰俱宗溫病法，加入梔子豉湯，亦仲師治結胸法也。

黑山梔　白通草　取麥　淡豆豉　生苡仁
川貝　馬兜鈴　桑皮　杏仁
鮮蘆根　枇杷葉
復診吐出綿涎甚多，服藥作嘔，入夜咳亦不寐，加
川連三分　川鬱金一錢　吳萸汁炒竹茹一錢　橘紅衣八分
三診熱已退清，痰有伏淨，胸悶已平，二便如常，舌苔漸淡向愈
擬從清解餘熱法
料豆衣　川貝　橘紅衣　桑皮　苡仁

苦杏仁　光杏仁　茯苓　皂荚　枇杷葉

宽胸　宣通肺气

宣通肺氣

向患腹痛，氣火攢成痞，脾弱肝強，胃亦受傷，以致嘔吐延及，經用抑木和中鎮逆法，甚見大效，續用十數湯，病勢漸退後劑，未可常服。據述胸次窒，上下之氣不通，以致咽梗難舒，擬展上焦清陽之法。

瓜蔞仁皮　金橘皮　金鈴子　薤白　廣木香

通草　生香附　茯苓　白豆蔻

清　金

止[上]齡晨粘濁痰，舌黃咳動，用滋陰清肺法已效，守原意出入

野料豆三錢　丹皮錢　瓜蔞皮錢霜錢　麥冬錢半　黑山梔錢

白芍錢半　北沙參三錢　川貝母錢半　馬兜鈴八分　金釵斛錢

知母八分　左牡蠣三錢　鮮枇杷葉三錢

陸　金

風邪

風邪燒咳後輕清法

薄荷钱 前胡钱 蝉退八分 桑葉钱 皮钱半 生草五分

杏仁钱 菊花钱 瓜蒌皮钱半 貝母钱半

右 風邪入肺寒熱咳嗽

葛根钱半 菊花钱 白通草五分 前胡钱半 蝉退八分

炒芩钱 桑皮钱半 葉钱 杏仁钱

右 風邪寒熱咳嗽身痛腹脹溺赤

風邪

葛根五分　只壳一钱　忍冬藤五分　菊花一钱　川朴八分

桑叶钱半　前胡五分　车前子一钱　六一散五分

右小儿体属纯阳，阳胜则阴弱。去年发烧半载，脾阴受伤，大便数日一解，胃液已耗。右手脉弦数不灵，脾而不能运化，外症乃脾主四肢气不运动也。近因感受风温，发烧咳嗽，纹紫。暂用养阴轻疏法。

料豆衣　钱半　生草　桑叶　牛蒡子

杏仁　菊花　前胡

右脉浮急發熱汗多風溫襲于肌表膚裡隱有疹紋從
解肌而托法

葛根　牛蒡子　桑葉皮　赤芍　浙貝
炒芩　連召　黑山梔
欬嗽寒熱加前胡　瓜蔞皮仁

右風溫襲衣表寒熱發疹咽痛
葛根錢　桑葉錢　炒芩錢　蟬退下　荊芥半
赤芍錢　牛蒡錢　元參半　連召錢

風溫

左風邪襲表寒熱頭痛

薄荷 蟬退 只殼 桑葉 廣皮

勾藤 菊花 神曲 蔓荊子

左風溫寒熱頭痛大便不暢

葛根 錢 菊花 錢 天花粉 錢 川朴 分 蟬退 分

赤芍 錢 只殼 分 炒通草 錢 錢 連翹 錢

右頭昏作噁腹痛便溏背熱不渴此風溫夾滯之症

煨葛根 炙雞金 西茵陳 川朴 赤芍

焦查 通草 連召 廣木香

保和丸 內係 山查 茯苓 神曲 半夏 陳皮 萊菔子 連翹

右 風濕舌白怯冷右膝筋脹

秦艽 三錢 廣木瓜 錢半 小茴 四分 萆薢 三錢 獨活 錢半

赤苓 二錢 金鈴子 三錢 蒼朮 錢半 車前子 二錢

復診加 歸身 三錢 茯苓 三錢 白朮 三錢

又診加 白芥子 二錢 桂枝 四分

右 欬嗽痰脹肺受風溫脾有濕滯

風溫

製川朴八分　前胡錢　瓜蔞仁錢 皮錢　大腹皮錢半　杏仁錢半

川貝母錢　炒只殼錢半　桑皮錢　炒通草錢　炒[illegible]錢半

左面腫風熱上受發燒偏頭痛牙痛

葛根錢　桑葉八分　馬勃錢　赤芍錢　菊花錢半

炒蒼子　連翹錢　蟬退八分　黑山梔錢　牛蒡子錢

鮮馬蘭根錢

復診去　桑葉　牛蒡

加夏枯草錢半　細生地錢半　夏枯補陽散結消瘦

右 風熱蒸燒咽痛頭痛

葛根 桑葉 連翹 前胡 菊花

赤芍 蟬退 牛蒡 炒芩 元參

右 溫邪蒸燒咽痛欬嗽

葛根 菊花 貝母 赤芍 元參

前胡 連翹 牛蒡 桑葉 炒芩

黑山梔

風溫

溫熱

左　春溫發燒熱入陽明　舌赤乏津　昏譫神慧（識不）乃內腐爍勢
防內陷

生地五錢　竹葉廿片　知母錢半　元參三錢　丹皮錢半
黑山梔三錢　石斛三錢　桑皮三錢　地骨皮（化）錢半　石[illegible]錢半

左　脈伏溫熱內陷　壯燒口渴　神識昏迷　過十四朝乃危

鮮生地五錢　淡竹葉廿片　黑山梔三錢　丹皮三錢　連翹三錢
知母三錢　鮮石斛五錢　人中黃錢半　元參三錢

溫熱

至寶丹一顆　前料係犀角　硃砂　雄黃　琥珀　玳瑁　冰安各　西牛黃　麝　冰腦　金箔

石羔半　石菖蒲三

右脉急大春溫壯燒昏舌糙中裂頭身作痛溫解肌泄熱以杜內陷神昏保過候方可無虞

葛根　連翹　炒芩　鮮生地　知母

瓜蔞仁皮　赤芍　黑山梔　元參　石斛

石膏　加川連　竹葉

右脉急大右甚春溫熱入于胃壯燒昏陷神昏譫語咳逆不

又 煨防風 鮮生地 知母 人中黄 石膏 鮮斛 黑山梔 川連 元參 麥冬 丹皮 銀花

晚來金又加 蘇葉 刀豆殼 蔗汁 箬皮蒂 柿蒂

接蘇葉弍分 川連三分 凡溫熱往肆前後挂用治上焦 重者不效

左 曾患肺癰治愈 前因過食溫熱 欬嗽吐出膿痰少腥 溫熱大便乾結艱阻 舌黑 小便黃痛 咽燥作痛 治養肺清熱

溫熱

大生地三钱　知母三钱　黑山栀钱半　麦冬钱半　桑皮三钱
火麻仁三钱　鲜石斛钱半　地骨皮化三钱　炒芩三钱　丹皮钱半
石羔三钱　枇杷叶露一盏
复诊去火麻仁、枇露，加生军末三钱　元明粉三钱分冲
舌苔焦黄心绛裂，耳聋，便闭，喉川肠痛，但神伏热，伤阴液
鲜生地　淡竹叶　黑山栀　元参　地骨皮
炒芩　丹皮　吴萸皮　青蒿　知母
生石膏　川石斛

左案詳前方

大生地五錢 知母五錢 羚羊角三錢 鮮石斛三錢 川柏三錢

生石膏三錢 青蒿三錢 石決明三錢 當歸三錢 丹皮五錢

頂山梔三錢 宣木瓜三錢 黑鉛 毋 蓮心 丹枝

龍薈丸五錢 當歸 龍膽草 山梔 黃連 黃柏 黃芩 大黃 青黛 蘆薈 木香 麝香

左還熱病延已兩候，脈急身燒，舌裂唇焦，耳聾昏神

識昏迷，陰津已涸，恐難挽回，高明酌之

大生地 天花粉 生石膏 鮮石斛 黑山梔

泄熱

淡竹葉　青蒿　川石斛　炙知母　犀角尖

桑皮　[illegible]

左年踰古稀，陰液本自不足之感，受風溫之邪，化熱欬嗽，單燒燒至旬日之久，陰耗液耗，脉左寸關急，左關弦急，舌色乾燥，長口唇裂，神識昏迷，津液已竭，身背斑疹，以脉象而論，恐防痙厥。大便久阻，熱邪不得出路，高年素弱，遽下難用，救陰泄熱法，症屬危險，高明酌之。

大鮮生地　丹皮　人中黃　青蒿　淡竹葉

元參　鮮斛　銀花　西洋參　黑山梔

犀角尖　紫雪丹（内绿：黃金　寒水石　石膏　滑石　磁石　升麻　元參　甘草　犀角　羚羊角　沉香　木香　丁香　朴硝　硝石　辰砂　麝香）

左叶脉左急大，多偏右脉浮伏，柳鬱生熱入手包絡神識昏

迷狂語乎是揣柳熱灼陰津已化為痰蒙（清）心泄熱法

西洋參　細生地　丹皮　赤芍

連翹　淡竹葉　黑料豆　生草　銀花

川貝　犀角尖　蓮心　燈芯

萬氏牛黃丸（黃連　黃芩　山梔　玉金　辰砂　犀黃）

復診

胃熱

左脉右關急，向來便阻，今四肢午後作冷，以甘苦寒清胃熱，佐以通幽。

大生地　淡蓯蓉（滋潤五臟）　火麻仁　麥冬　省頭草（芳香辛散，即蘭草也）

瓜蔞仁　鮮石斛　丹皮　炒通草

右熱蘊腸胃，上熏于肺，欬則小便不禁。細詢病情，據述肛門紅腫，大解艱結，陰戶腫痛。從清解泄熱，退欬自止，不必治欬。

大生地　炒槐米　瓜蔞仁皮　枇杷葉　側柏葉

炒通草　丹皮　炒芩　黑山栀　生大黄

元明粉

右熱蘊腸胃上薰于肺〻熱欬痰腥穢膿血擁逆少腹熱甚上中胸腹四肢頭目皆熱且煩大便艱結小溲色赤而熱用葦莖湯合效意從釜底抽薪法

大生地　錢　解石斛　錢　元參　錢　桑皮　錢　丹皮　錢

炙知母　錢　炒川柏　錢　瓜蔞皮　錢　生石羔　錢

中元明粉　錢　生軍末　錢　沖入

左心右寸脈失弦同脈而起左寸微急右關亦急治當清
心胃之火

細生地　淡竹葉　丹皮　麥冬　元參
旱蓮草　鮮石斛　連翹　炒焦側柏葉　蓮子心
青蒿

左　清解胃熱以消發燒

黑料豆　淡竹葉　元參　麥冬　西洋參
赤芍　鮮石斛　丹皮　連翹　蓮子心
胃熱

左内經者謂虚里穴動其動應衣宗氣泄也病由陰虚不能涵

肝〻失條達最與濁痰犯乎上焦乃腎水不足之肺胃有熱注

滋陰法

黑料豆 丹皮 知母 北條參 貝母

北麦冬 黑山栀 瓜蔞霜皮 白芍 枇杷葉

濕溫

右　濕熱入脾　膚黄腹膨而痛　溺赤　足部浮腫　熱氣上蒸于肺　胸悶欬痰不滑　擬清利寬中法

綿茵陳錢　炒只殼錢　車前子錢　桑皮錢　炙内金錢

生苡仁錢　瓜蔞仁錢　皮錢　炒通草錢　茯苓皮錢

老姜皮六分　赤小豆錢

右　風濕夾滯　膚黄腹痛便溏

葛根錢　炒神曲錢　廣木香六分　川朴八分　車前子錢

濕溫

葛花錢　廣皮錢半　赤苓三錢　桑葉錢

右濕蘊脾胃之氣上逆而呃脾濕則腹脹溲赤淡苔

降法

製川朴錢　炒六神麯錢　蘇葉三分　大伏毛錢　車前子二錢

川連四分　枳殼錢　赤苓三錢　柿蒂五个　若皮苦蒂[illegible]

右濕濡氣滯經阻溺赤腰痛足痛

川朴錢　通草錢　廣藿一錢半　枳殼錢　車前子二錢

廣皮錢半　大伏毛錢　赤苓三錢　瓜蔞皮錢　仁錢　清寧丸二錢

左 濕熱蒸燒咳嗽便溏足腫

西茵陳 連翹 六一散 葛根 車前子

廣皮 赤芍 赤苓 前胡 乾荷葉

左 閱病原初濕溫症由泄瀉轉瘧法吐止燒減舌苔根退似

屬見動惟小便赤短乃濕熱未清大便久閉陰氣不降不

目窠白疹微腫乃濕邪逗留中宮擬前法加味俟再診

脉病情頗似透徹也

西茵陳蒿 連翹 車前子 黑料豆衣 生薏仁

濕熱

赤苓錢　赤芍錢　橘紅衣八分　麻杏皮錢 仁錢　桑皮錢

風濕

右 疏風滲濕佐以寬中

秦艽一錢 大腹絨一錢 赤苓三錢 川朴一錢 炒神麯三錢

陳皮一錢 只殼一錢 車前子三錢 廣木香六分 桑枝三錢

右 風邪夾感濕熱發燒欬引脇痛腹痛下痢紅白

葛根 川朴 廣木香 桑皮 炒神麯

車前子 杏仁 菊花 赤苓 大腹毛

右 風濕身痛腹疼寒熱互作脈緩疎解肌法

風濕

葛根　川朴　廣皮　前胡　炒只殼

通草　蟬退　廣木香　六曲

右　風濕發燒腹痛便溏

川朴一　赤苓三　炒葛根二　廣木香一　腹皮一　通草二　六曲二

葛花三　蟬退一　車前子三　荷葉一

濕痹

風寒濕熱爲痹　近感風邪欬嗽　微作寒熱　當兼治之

茅术八分　木瓜錢半　桑皮三錢　川柏八分　伸筋草錢半

杏仁錢　薏仁三錢　牛膝錢半　前胡錢半　白前錢

濕痹

撫土勝濕

右關脈緩，病原腹膨脹痛，便溏溺赤，足部浮腫，之方汗多，此脾虛土不勝濕，濕輔正法補法

焦白朮一錢　茯苓皮三錢　生苡仁三錢　炒枳殼一錢　廣木香五分

大腹皮一錢　西茵陳一錢　炒冬瓜子三錢　苦杏仁一錢　車前子三錢

赤小豆三錢　老薑皮八分　浮小麥一兩　小紅棗五個

右訓　高年脾肺氣虛，足部浮腫之方，濕宜撫土勝濕消腫

生党　焦白朮　茯苓　甘草　木瓜

撫土勝濕

淮牛膝　續斷　姜皮　巴戟天　川杜仲

當歸身　珊瑚豆　冬瓜子

老絲瓜連留于胃之絡石斛淡蓯蓉和中

茅朮炒　車前子　六神曲　川朴炒　赤苓子

法半夏子　廣皮炒　白豆蔻仁　荷葉梗

渶潯 初中

本病陽虛夾感濕邪，脈右寸關滑，左寸關弦，舌白厚而膩，脣燥不甚引飲，大便解溏，小便短赤，按濕勝則汗多，亦陰虛陽虛自汗也。況便溏汗出，竟是邪之出路，譬之寇入室，雖之手抑留之乎？病屬本虛夾標，急則治標，當用渶潯世澤法，偏熱一味，固清皆所不宜。

茅朮（芝麻炒）　扁豆衣　生苡仁　車前子　廣木香

鬱金　赤（白）茯苓　廣皮

渶潯 初中

左関未病源由飲涉勞頓感受風濕夫濕欬嗽帶血續後
發熱食減舌苔底白尖黃乃風邪已去濕熱遂留其喉吐
者前藥泄于上宜忌于峻補也須當淡滲和中

西茵陳錢　車前子錢　白頭草錢　半夏麴錢　赤苓錢
川貝母　廣陳皮錢　生谷芽錢　生薏仁錢　白蔻仁

肝鬱

左　憂鬱傷肝，肝木尅土，胃復受傷，寒閉穀氣，時作嘔吐，飲食不得入，是有火也。

炒歸身　廣陳皮　通草　生白芍　穀芽

茯苓　半夏　車前子　竹茹

復診去半夏加

木瓜　丹皮　川石斛　黑山梔　昆布

右　肝鬱生熱，熱氣上衝，致嗽咽左邊赤乾燥，當從原法加味去有

肝鬱

嚴庚方煎服

野料豆三錢　桑皮錢　香附錢　金釵斛錢　貝母錢

玉金錢半　丹元參錢　杏仁錢半　瓜蔞霜皮錢半錢

枇露兩　蓮心七枝　梨汁

加　西洋參錢半　銀柴胡錢半

右　肝鬱鬱氣竄入絡

炒歸身錢半　黑山梔錢　生香附錢　炒白芍錢　炒芩錢半

玉金錢　金鈴子錢半　丹參八分　瓜蔞皮錢　絲瓜絡八分

右

脉弦急，腹有块，胀及背膝，此肝郁气火凝结。

当归三钱　丹参三钱　生香附二钱　乌药二钱　茺蔚子三钱

川玉金二钱　泽兰叶二钱　青蒿二钱　金铃子三钱　丹皮三钱

黑山栀二钱　白薇三钱

加　鳖甲三钱　青蒿一钱　绿萼梅五朵

右

肝主疏泄，气郁则肝失条达

炒当归　生白芍炒　泽兰叶　广木香　白芍

炒香附　丹参　玉金　金铃子　黑山栀

肝郁

地骨皮　加　柴胡　茯苓　又加升麻

左肝鬱生熱，熱灼于肺，上蒸乾燥，咽紅作痛，氣逆自下而上，虛里跳動，肝病奚疑。

黑料豆　丹皮　元參　麥冬　金橘子

知母　金釵斛　地骨皮　桑皮　枇杷葉

柳木和中

右　兩目失明之火窒而逼肝、木擾胃脘脹胸痛牙痛，從柳木和中

炒歸身 一錢　金鈴子 錢半　黑山梔 錢半　生白芍 錢半　木瓜 一錢

丹皮 一錢　金福花 錢半　烏梅 二枚　瓜蔞皮仁 錢半　元胡索 一錢

川連 四分

左

少腹之逆上衝而痛，脘吐水，谷味酸，此肝木擾胃，脉弦而急，從柳木和中

柳木和中

炒當歸　廣皮　炙附　炒白芍　金福花

川玉金　法半夏　金鈴子　茯苓　綠萼梅

肝胃不調

右 腹痛便阻背抖 肝胃為病

炒歸身 香附 柴胡 炒白芍 廣皮

只殼 元胡索 廣木香 通草

右 肝火擾胃 嘔脹胸痛 時熱足升急降

細生地 金鈴子 炒苓 當歸身 丹皮

玉金 白芍 黑山梔 烏梅 女貞

右 食不下是有火也 肝木擾胃 嘔脹痛延多年 胃陰亦傷

肝胃不調

西洋參錢　當歸錢　烏梅二枚　青皮錢半　白芍錢半

宣木瓜錢半　金釵斛錢半　金狗脊錢　金鈴子錢　川杜仲一

加　炒通草錢半　瓜蔞皮錢半　仁錢

肝脾不調

右脉弦，左手大指外四指、掌心、筋掣腫麻作痛，按：麻屬氣虛，痛屬血虛，宜肝脾兩補，佐以活絡。

大熟地　續斷　宣木瓜　當歸　伸筋草

生苡仁　白芍　豨薟草　酒炒桑枝

左當臍腹，腹痛，飽則作脹更痛，肝脾不調

炒當歸錢　炙香附錢　砂仁半　白芍青　木香八分

廣皮半　冬瓜子三錢　淡吳萸（潤肝燥脾，溫中下氣）　金鈴子錢

肝脾不調

復診　使得風熱復叢，此脾陽不運。

薏苡仁（補火生土）錢　肉果霜（理脾醒胃）錢　荷葉邊錢

右　左脈弦，右脈濇，擬因氣滯血滯，經閉是痛，去血已多，大便解血。

又從經調理肝脾法

當歸錢　香附錢　澤瀉錢　白芍錢　骨碎補錢

丹參錢　續斷錢　宣瓜錢　桃仁錢

敗棕灰錢　炒黑蒲黃錢

右　肝鬱生熱，頭痛目眩，口苦舌乾，肝強則脾弱，脾失健運，腹脹

肢腫不息納少從調理肝脾法

當歸　白微　香附　炒烏　炒木瓜

玉金　金釵斛　茯苓　廣皮　綠萼梅

肝脾不調

培補肝腎

左右關脈急弦，感受風濕，周身經脈作痛，醫治稍愈，近則夜臥盜汗，怔忡頭暈，此係肝腎二經虧虛，當培補佐以活絡

製首烏　杜仲　續斷　茯神　龍齒

生苡仁　棗仁　當歸　穞豆衣　木瓜

阿膠　黃連四分煎水烊

左尺脈急，腎陰虧乏，上齡乾燥，水不涵肝，虛風跳躍，肝失條達，向或之氣逆上沖，從滋水法

培補肝腎

野料豆　金釵斛　牛膝　當歸　丹皮

左牡蛎　白芍　元參　炙知母　麥冬

左久患疑思，心火上炎，下吸腎陰，水虧不能涵肝，肝陽上升。心為君火，肝為相火，是二火也；腎孤臟也，屬水，是一水也。內經謂一水不能勝二火。陽燧直升，巔頂作痛，有時擾岳陽之狀，直降每夢而遺，有玉房甘當之虞，當用滋水潛陽厚法。

大生地　炒當歸　羚羊角　麥冬 去心研　生白芍

牛膝　鮮石斛　石決明　黃柏　知母

黑山栀　黄連　蓮子心

左　上焦乾涸時枯渴痰喝出難暢甯胸似骨之餘痛在胃水不足之肺胃氣燥虚火妄動延肝胃兩虧之候屢次達未除淀

滋水佐以清熱

野料豆　青蒿子　玉金　當歸　丹皮

金櫻子　白芍　牛膝　秦皮　金釵斛

知母　左牡蠣

左　肝腎兩虧腰痛頭痛

培補肝腎

大熟地三錢 厚杜仲三錢 核[illegible]三錢 當歸三錢 補骨脂三錢

懷牛膝錢 白芍錢 鹽水炒杜仲三錢 甘杞錢 潼沙苑錢

棗仁三錢

左脉細弦，水不涵木，木火上升，口燥頭暈，汗出，水不制火，多夢而遺

治宜育陰潛陽法

大生地三錢 丹皮錢 金石斛錢 懷山藥錢 石决明三錢

元參三錢 茯神三錢 生白芍三錢 蓮鬚三錢 麥冬錢

芡實三錢 煅龍骨三錢 蓮肉十粒

右育陰潛陽佐以固精

大熟地三錢　知母一錢　左牡蠣三錢　懷山藥錢半　川柏八分

芡實三錢　茯神三錢　金櫻子三錢　白蓮須三錢　丹皮錢半

清阿膠錢半

培補肝腎

肝陽

左 高年水虧不能制火肝陽胃熱頭暈嘔吐或發或昏倦陰清熱法

料豆三錢 丹皮一錢 淡竹葉一錢 麦冬二錢 山梔一錢

元參一錢 石斛二錢 炒芩八分 炒菊花一錢 鈎藤二錢

左 閨原病情向為肝鬱失紓近加抑鬱肝陽上升頭痛脘腸脹痛嘔吐痰帶血周身抽掣痠痛夜不安寐此為諸陽之首木火熏蒸故作痛脘為胃之部位腸為肝之分野肝木擾胃故

肝陽

嘔吐肝主筋鬱則氣機阻遏周身絡脉不和肝藏魂肝熱魂失所附者雖安臥也須從養血潛陽不必續治

大地生　炒側柏葉　石决明　青黛　川楝子

懷牛膝　丹參皮　川玉金　藕節

阿膠錢　川連四分仝炖

右心陽上升夜不安眠

細生地錢　炒芩錢　元參錢　麥冬錢　黑山梔錢

夜合花錢　丹皮錢　川連四分　茯神錢　天王補心丹錢

右　心營不足肝陽上升

炒當歸　丹皮　菊花　茯神　柏子霜

黑山梔　白芍　石決明　炙天麻

右　脈弦急肝陽上升心陽亦旺頭暈耳鳴心胸蕩漾

潛陽泄熱法

大生地　黑山梔　石斛　生白芍　丹皮

菊花　石決明　麥冬　羚羊角　炙知母

川柏　蓮子心　[illegible]

肝陽

右證之病情看自孤陽跟損人孰知之何從原法出入亂乎所能奏功也

大生地　黑山梔　川柏　青黛　川連

知母　元參　丹皮　羚羊角　石斛

菊花　石决明

右脉弦肝鬱之證腹左有塊血虛不能涵肝肝陽上升頭左作痛從養血涵肝佐以舒鬱

蒸當歸　杭白芍　川鬱金　細生地　鈎藤

生香附　白芍　丹皮　石決明　綠萼梅

右脉息弦空不德肝之火上升頭痛而脏肺移熱于大腸肛痛患痔治育陰潛陽佐以清熱

細生地　金釵斛　黑山栀　丹參　炒只殼

炒芩　青蒿子　瓜蔞仁皮　炒側柏葉　石決明

肝陽

脾虛胃弱

右　冷滯傷脾腹痛便溏

川朴　錢　廣皮　錢　炒麵麯　錢半　炙麥　錢　砂仁　八分

炙雞金　錢　廣木香　八分　淡吳萸　八分　保和丸　三錢

女左　脾虛失運感濕滯腹痛吐瀉濕滯傷穀宜慮慢風症

焦白朮　錢半　砂仁　八分　炒米仁　錢半　炒黑炮薑　八分　廣皮　八分

炒扁豆　錢　廣木香　六分　炙雞金　錢半　焦楂　錢半　烏梅　二分

使君子（生熟各半）　八粒

脾虛胃弱　附瘧

右宿瘧脾虚胃弱當胸而痛

法半夏一錢　吴茱萸四分　冬瓜子三錢　廣陳皮一錢　香附三錢

茯苓錢半　砂仁八分　玉金錢半　金鈴子一錢

加　澤蘭叶　丹參　當歸

又加　莪术　内金　通玉　益智仁補火生土

右脾虚熱將一月口渴引飲便溏夾紅

黑料豆　車前子　冬瓜子　扁豆衣　廣木香煨

茯苓　丹參　炒通玉　金釵斛　荷葉包飯

右左関弦急右関急病属脾虚生熱向患鼻衄今年至乏

乃納穀不旺繼以感受溼邪寒熱咳嗽今則掌心背熱非外

感之熱也乃倦神疲食必擇味脾與胃相表裡脾虧則胃亦弱

當用清養脾胃之陰胃以容而安用溫燥希冀神旺力強以

以加餐恐病未能除陰分以燥而愈耗恐成童勞矣慎之

野料豆三錢　冬瓜子三錢　扁豆三錢　麥冬一錢　茯苓一錢

蒸百部二錢　金釵斛一錢　懷山藥一錢　白芍一錢　丹皮錢半

黑山梔一錢　赤芍八分

脾虛胃弱

右宿瘀脾虛胃弱當胸而痛

半夏　吴萸　冬瓜子　陳皮　香附

茯苓　砂仁　玉金　金鈴子

加　五靈脂　澤蘭葉　丹參　去吴萸

當歸身　莪朮（破血行氣消積）　益智仁　鬱金　砂仁

右瘀脹因寒中滯瘀停已致加入棱朮之屬

焦於朮　廣陳皮　當歸身　莪朮　冬瓜子

益智仁　只殼　香附　山梔子　蔻仁

内金钱半　通草钱半　荷葉(煨)飯三钱

右脉沉細而弱，自胃延久，諸法除根，因思吐多則氣液兩傷，陳修園先生以金匱腎氣丸爲中流砥柱，其吐自止，今防其復發，

丸爲常制多服有效

大熟地三钱　萸肉钱半　鹽炒牛膝三钱　懷山藥钱半　澤瀉三钱

淡乾姜六分　丹皮三钱　黑附片八分　紫石英三钱　黑甘草八分

茯苓三钱

脾虚胃弱

養血調氣

右腹痛有形，痛則散，按向口渴引飲，脈細濇微弦，月事愆期，血紫，此衝脈血虛生熱，當從養血調氣。

當歸（小茴拌炒）　丹參　生香附　紫石英　生白芍

金鈴子　川玉金　白薇　茺蔚子

左金丸川

右關緩，病原在由血虛生熱，熱入于絡，而足心痛，礙於步履，履不少寐多汗，膚熱腹痛，頭暈，發在經前，經謂經前而痛者多

養血調氣　附經

气濇血滞也按理察之症似乎虛象宜養血調經佐以活絡

細生地三錢　宣木瓜一錢　川玉金一錢　當歸二錢　麦冬二錢

白薇一錢　白芍一錢　益母一錢　丹參一錢　伸筋草一錢

石決明三錢　茺蔚子一錢

右因鬱之氣隨血因升降失度之負愈脉沉細無力神疲頻燥出汗

氣血兩傷用補中益氣湯加味

高麗參　蒸野术　升麻　炒黄芩　茯神

柴胡　蒸當歸　陳皮　麦冬　炒白芍

炙草　綠萼梅

右肝鬱日久氣機不利　脊膂作痛腰亦難伸　頭暈作痛

帶多從養血調氣佐以止帶

鹽炒細生地　骨碎補　廣木香　蒸當歸　鹽水炒杜仲

炒菊花　炒白芍　鹽炒續斷　石決明　鹿角霜

芡實

右脈遲而濇經事將至輒作寒冷嘔噦少腹作脹經帶淋漓

從溫養衝任佐以止帶

養血調氣附後

炒當歸三錢　小茴一錢　紫石英三錢　炒白芍錢半　吳萸六分

蘄艾絨八分　川芎八分　益母草三錢　烏藥錢半

阿膠三錢　安桂丸一錢

右脈沉細而濇，左關微弦，肝脾氣血兩虧，少腹腰部脹

痛，週身一筋絡掣痛，帶多，法培補佐以止帶。

高麗參三錢　小茴八分　補骨脂八分　白朮錢半　白芍錢半

白蓮鬚三錢　茯神三錢　紫石英三錢　芡實三錢　當歸三錢

菟絲子三錢　潼苑錢半　鹿角霜三錢　黑驢皮膠三錢

右憂鬱傷及肝脾，吐下瘀血，心悸，從和血調氣。

歸身三錢　丹皮二錢　金鈴子錢半　白芍錢半　澤蘭錢半

元胡索錢半　丹參二錢　炙附錢半　黑梔錢半　黑料豆三錢

藕節二个

右標邪已解，月事直過，血色淡少，腹脹墜，從養血調氣法。

酒炒歸身三錢　川玉金錢半　元參二錢　炒白芍錢半　金鈴子二錢

炒炙附錢半　黑料豆三錢　丹參二錢　丹皮二錢　驢皮膠炖烊三錢

復診　四肢面部浮腫，加

養血調氣

延胡索錢　宣木瓜錢　生薏仁二錢

右痛經失調，月事不調，頭暈牙痛

野料豆二錢　當歸二錢　丹參錢　青蒿錢　白芍錢

白薇（[illegible]）錢　杭菊錢　鉤藤（[illegible]）錢　茺蔚子錢　續斷錢

驢皮膠二錢

風痰

女先天不足面色皖白頭項偏右舌白体貌丰腴從培補佐
祛風痰
製首烏 半夏 天麻 當歸 橘紅
晚蠶砂 炒白芍 殭蠶 茯苓 陳丹
左脈滑為痰〻火横逆心慌作跳頭暈目眩時覺昏厥從清
熱豁痰
法半夏 炒菊花 丹皮 橘絡 黑山梔

凡痰

鉤藤　知母　川芎　吴天麻

須診加　石斛　元參　去　半夏

者頸項偏左已延半載面色㿠白脉虛而滑肝脾兩虛兼

有風痰經脉不利宜養血活絡佐祛風痰

製首烏　續斷　姜蚕　炒當歸　川芎

伸筋草　秦艽　吴天麻　豨薟草　活絡丹

加

米炒黨參　晚蠶砂

左　痰氣不利，上逆而呃

半夏　蘇葉　菖蒲　橘紅　茯苓

瓜蔞皮　金福花　桑皮　川連

柿蒂　箬柿蒂

痰

脉絡不和

右腿每屆冬令四肢腫痛跟痛難步履此陽氣不能運于脉絡也風寒濕三氣雜至合而為痺也當用治風先治血意

酒洗當歸三錢　桂枝八分　伸筋草三錢　白芍錢　廣陳皮八分

製附片八分　秦艽錢　牛膝三錢　木瓜錢　豨薟草錢

晚蠶砂三錢　酒炒桑枝三錢

右脉細濇氣血兩虧右手足麻而足不能步履周身筋脉作痛

頻年辛勞腰痛納少不運宜養血活絡佐以扶土

脉絡不和

製香附　巴戟天　懷牛膝　炒當歸　續斷

伸筋草　茯神　木瓜　炒杜仲　炒芩

廣皮　阿膠

右　素賦先天不足，血不榮經，經脈不和，猶由足部作痛，痛無定之處，法養血活絡

酒炒當歸三錢　酒炒續斷三錢　片子姜黃八分　宣木瓜二錢　豨薟草三錢

晚蠶砂三錢　懷牛膝二錢　伸筋草三錢　生苡仁三錢　絲瓜絡一尺

左標邪已解 胃絡未甦
黑料豆三錢 茯苓三錢 谷芽四錢 半夏一錢 苡仁三錢
扁豆三錢 廣皮一錢 六曲三錢

胃絡不和

溫中鎮逆

左前因脈弦急腹痛嘔出吐延年餘用抑木和中吐未見止因思久吐傷胃胃陽已虚脾陽亦弱衝脈隸于陽明經云衝脈之氣逆裏急之逆者即氣上衝作吐也裏急者即腹痛也入夜必吐陰盛陽微治宜先以保命門火裏已可概見當用溫中鎮逆法

製黑附　半夏　白豆蔻　淡乾姜　陳皮

川椒　丁香　紫石英　茯苓

玉壺丹　三粒　安桂末冲

溫中鎮逆

右 腹痛唯少腹脉弦用抑木和中 痛減 吐稍未止 痛延年餘不獨脾胃真陽受傷 命門之火亦弱 脉弦見平 擬用復陽法

歸身 三錢 吳萸 五分 黑附片 八分 白芍 二錢 廣陳皮 八分
紫石英 三錢 生[illegible]子 三錢 川楝 錢半 白蒺藜 錢半 安桂丸 錢半

右 脉沈細而弱 腹痛 氣逆上沖 吐而不化 經云衝脉為病 逆氣裡急 當用復陽鎮逆法

[illegible] 三錢 吳萸 七分 紫石英 三錢 黑附片 八分 丁香 五分
小茴炒當歸 三錢 淡乾姜 七分 大紅袍 錢半 桂枝炒白芍 二錢 白茯苓 三錢

白豆蔻末 安桂丸四

左 脉弦食入自出脘餅病已數年之久用抑木和中苦降鎮逆諸法吐未見止按衝脉隸于陽明衝脉之氣逆故作吐據述喜熱飲吐久命門火衰用溫陽法

土炒上黨 大紅袍 紫石英 白朮 吳萸

甘草 丁香 干姜 補骨脂 安桂丸

沉香

溫中鎮逆

氣火

右氣火橫逆

桑皮錢　黑梔錢　知母錢　瓜蔞皮仁各錢　炙香附錢

吳萸一分炒芩錢　川玉金錢　通草錢

代赭湯　川石斛四錢

右脉弦急胸痞及腸常作窒痛以後淺之刻痛減此肝

胃氣火為患從苦降法

當歸　川玉金　黑山梔　白芍　炙香附

氣火

丹皮　金鈴子　青皮　知母

川芎

左

當胸痛脹肝鬱之氣火所致

炒當歸　旋福花　生香附　烏藥　黑山梔

川玉金　金鈴子　丹參　炒芩　川芎

腹痛

左
不慎口腹，少腹作痛

茅术　廣皮　炒通草　川朴　半夏

焦查　砂仁　廣木香　大腹毛

右
衝脈為病，經期腹痛

酒炒當歸　丹參　澤蘭葉　炒烏藥　元胡索

黑山梔　茺蔚子　炒香附　丹皮

腹痛

腕腫

右邊虛生熱少陽上升左耳旁腫熱寒不利頭痛從清解肝熱

細生地　炒芩　菊花　夏枯草　黑山梔

丹皮　馬勃　苦丁茶　連翹　赤芍

左腕腫已潰經云營氣不從逆于肉理乃生癰腫非熱毒也從氣血兩補

生箭芪　生白芍　炙當歸　赤芍　炙遠志

陳皮　丹皮　生草

腕腫　附耳腫

左
三歲体素衛虛原右腕腫久有外潰之象用參耆内托法

生黄芪　生台党　炒當歸　銀花　甘草節

陳皮　炙山甲　皂角刺　川貝

乳香

湿热下注

左　湿热下注，便数而短作痛。

黄柏钱　生草梢八分　瞿麦钱半　知母八分　木通八分

海金沙钱半　大生地三钱　淡竹叶八分　车前子钱

荷叶梗三尺

左　清解热毒

细生地三钱　甘草八分　黑山栀钱半　黑料豆三钱　赤芍钱半

车前子钱　炒银花钱　炒芩钱半　桑皮钱半　瓜蒌皮钱半　竹叶钱

左

濕熱陷入肝胃

大生地錢　丹皮錢　銀花錢　川柏錢　川萆薢錢

生草梢分　知母錢　敗醬草錢　黑料豆錢　金鈴子錢

淡竹葉錢　蒲公英錢　川石斛

加

鮮石斛　黑山梔

目疾

右左目失明右目誤治已成内障心慌作跳夜不安寐血虚所致目疾非草木所能奏效

製首烏　谷精草　茯神　蒸當歸　石決明

麥冬　炒白芍　甘枸杞　金釵斛　潼沙苑

補腎丸

右　肝脾風熱目疾以鬱而發

細生地　木賊草　炒芩　菊花　谷精草

黑山梔　荊芥　桑皮　赤芍　連召

綠豆殼

鼻衄

左 肝脾蕴热鼻衄

细生地 钱 丹 元参 钱半 丹皮 钱 青蒿 钱半 炒芩 八分

旱莲草 钱半 石斛 钱半 黑栀 钱半 乌梅 钱 生石膏

左 风热入胃，烧多冷少，鼻衄身痛

葛根 钱半 连翘 钱半 黑山栀 钱半 菊花 钱 炒芩 钱半

乌梅 钱 赤芍 钱半 元参 钱

鼻衄

麻後

右麻後失調，膚熱頭痛，汗出干嘔

鮮生地三錢　麥冬一錢　蔓荊子一錢（宜散上部風熱）　懷山藥一錢　白芍一錢

炒芩錢。丹皮錢　菊花錢　黑山梔一錢

加羚羊角錢　芽茶一錢　竹茹（半夏汁炒）一分　去　懷山藥一錢

又加知母錢　黃連一分　去　竹茹

麻後

左風熱手痛

大生地　炒芩　丹皮　元參　黑山梔

石羔　骨碎補　知母

加枳椇子手　萬玉手　川柏丁　生軍末手

手痛

戒煙方

明党 錢 金櫻子 兩 歸身 兩 大熟地 錢 芡實 兩

川柏 錢 蓮鬚 兩 炒續斷 兩 鶴虱 兩 北五味子

大杜仲 錢 丹皮 兩

右藥共研細末另加烟灰 錢 熬水過飛濾清將煙水和入二藥末内

又加紅砂糖另搗匀為丸每服黄酒吞服之

戒煙

右診脉細虛據此論之方調經絡養心神以冀延齡

製首烏三錢　川續斷一錢　炒烏藥一錢　高麗參一錢　原生地一錢（以補肝腎）

延胡索一錢　抱茯神一錢　茺蔚子一錢　菟絲子一錢　炒棗仁一錢

製香附一錢　炒白芍一錢

紅蓮子五粒　龍眼肉三枚（補心脾）

雞血藤膠一錢　陳阿膠一錢（二味后烊化分沖）

右段謹案欽諭經行每退後延至三十六日之久蓋緣氣分有虧多噯

脉大宜温緩之宜處易齡之方

宋方

當歸二錢　淡乾姜一錢　杜仲錢半（鹽水炒杜仲）　製附二錢　大白芍一錢

炙烏藥錢半　川續斷錢半　炙黃芪二錢　上安桂五分　淡吳萸二錢

延胡索一錢　真蘄艾八分　炒蒲黃錢　川芎八分　鹿角膠二錢（水沖烊化）

加

製附片八分　枸杞錢半　去　白芍

末藥方

五靈脂二錢　白胡椒四分　廣木香不見火研四分　明雄黃研四分　杜紅花二錢

江枳殼二錢　草蔻一分　巴豆霜去油淨末一分　上肉桂一錢　貢沉香一錢

延胡索二錢　吳萸一分

共研細末和勻再研用磁瓶收貯勿令洩氣每逢前急發時用藥三厘

約黍豆大安在臍心以膏紙封固下隔一時方飲茶水為妙

右據諭調經散子宮以易誕麟　每經行時服四劑

全當歸三錢　澤蘭葉二錢　益智仁一錢　炒烏藥三錢　益母草二錢

宋方

佛手片 一錢　紫丹參 錢半　粉皮 一錢　（醋炒）延胡索 一錢　川續斷 一錢

紫石英 一錢　（鹽水炒）五靈脂 錢半

（小茴香炒化分沖）雞血藤膠 一錢　胡桃 一枚（劈開[illegible]）

右

消腫止痛散鬱調經

菟絲子 一錢　淮牛膝 錢半　（煨）醋拌[illegible]楞子 一錢　（[illegible]拌炒）金當歸 一錢　製香附 錢半

[illegible] 一錢　小青皮 八分　益母草 錢半　醋炒延胡索 錢半

左金丸 八分（分吞）

無花果 一錢　烏角沉香（研末分沖）三分

東閎宋秉五先生證　庚子年

素肝爲將軍之官，鬱則氣逆難舒展布。按脈細弦，衡情

是鬱之氣內陷，前溲之陰重墜，衝上即有難已者，腸積成堅塊。法

宜疏木培土，佐以清之。

酒洗蒸當歸一兩　製香附一錢　煅牡蠣三錢　炒蒼朮一錢　軟柴胡二分

廣木香六分　正川芎一錢　嫩桂枝一錢　雲苓三錢　炙甘草五分

冬芳术一錢　粉丹皮八分

左金丸一錢分吞　生姜三片

宋方

方 調元和血以育麟

砂仁拌大熟地三錢　淡乾姜八分　醋炒元胡索一錢　蒸當歸二錢　製香附錢

上安桂分　焦炒杭白芍錢　粉丹皮錢　鹽水炒川續斷二錢　芎藭八分

雲茯苓三錢　鹽水炒斷絲厚杜仲二錢　紅花錢　吳茱萸八分　烏梅二錢

鹿角膠三錢水酒燉化分沖

復診去　丹皮　鹿膠

加潞黨三錢　冬朮三錢　水酒燉化分沖龜鹿二仙膠三錢